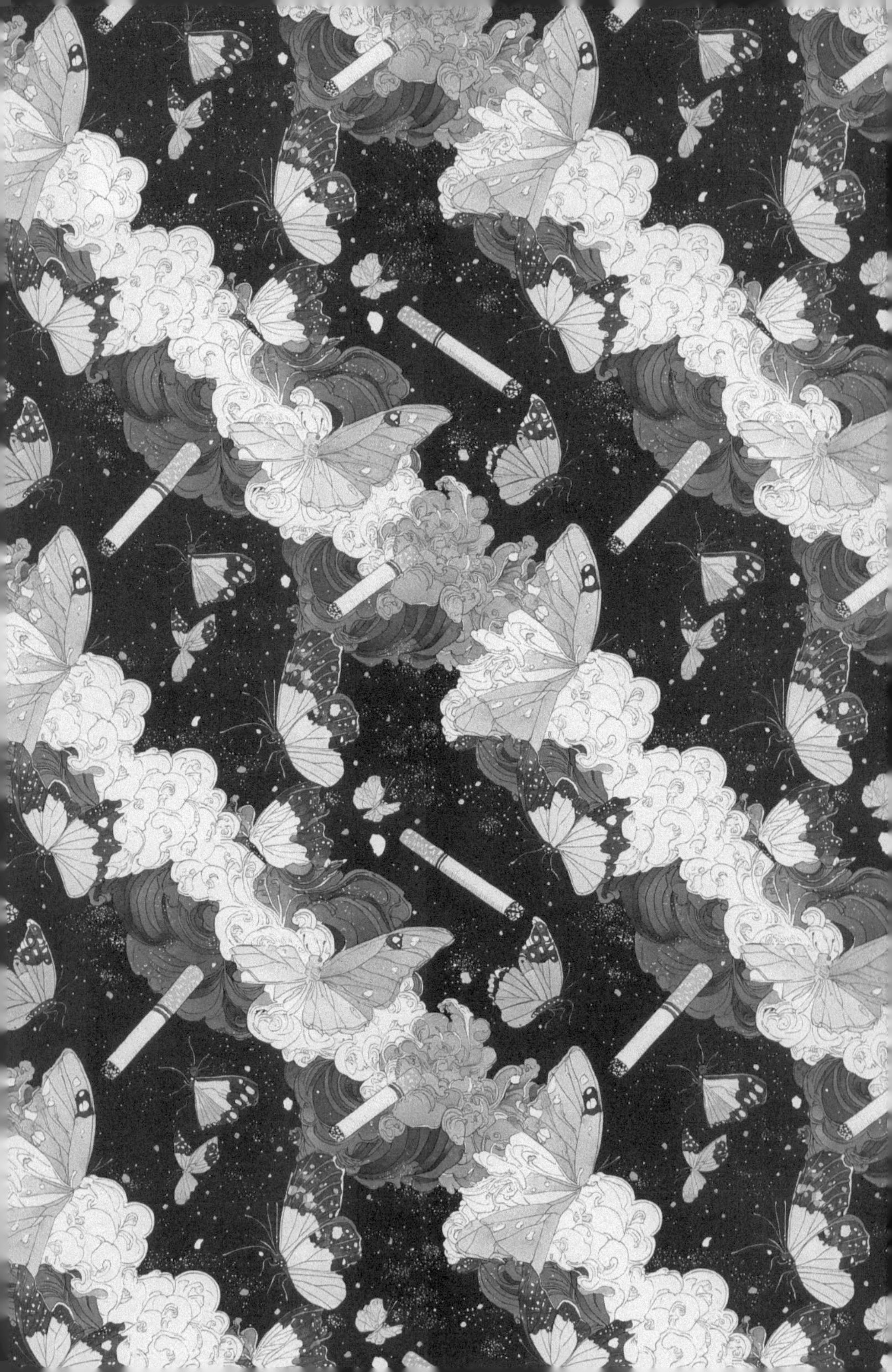

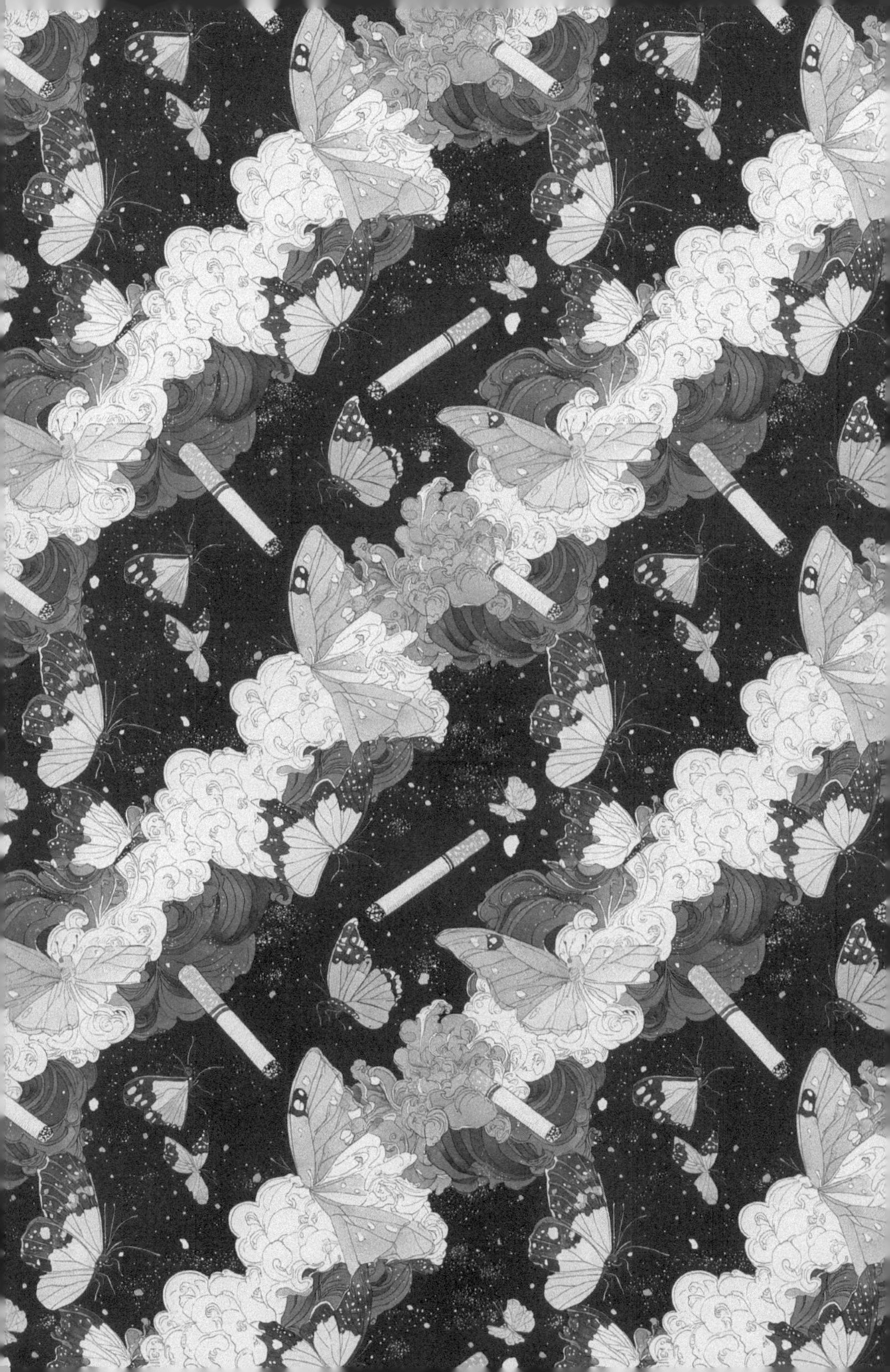

Mentions légales

Saage Media GmbH
c/o SpinLab – The HHL Accelerator
Spinnereistraße 7
04179 Leipzig, Germany
E-Mail: contact@SaageMedia.com
Web: www.SaageMedia.com
Commercial Register: Local Court Leipzig, HRB 42755 (Handelsregister: Amtsgericht Leipzig, HRB 42755)
Managing Director: Rico Saage (Geschäftsführer)
VAT ID Number: DE369527893 (USt-IdNr.)

Éditeur: Saage Media GmbH
Publication: 02.2025
Conception de la couverture: Saage Media GmbH
ISBN Broché (fr): 978-3-384-52173-6
ISBN Ebook (fr): 978-3-384-52174-3

Mentions légales / Avis

Les liens externes et les références aux sources énumérés dans ce livre ont été vérifiés au moment de la publication. L'auteur n'a aucune influence sur la conception et le contenu actuels et futurs des pages liées. Le fournisseur du site web lié est seul responsable des contenus illégaux, incorrects ou incomplets ainsi que des dommages résultant de l'utilisation ou de la non-utilisation des informations, et non la personne qui renvoie à la publication respective via des liens. Toutes les sources externes utilisées sont répertoriées dans la bibliographie. Malgré un contrôle minutieux du contenu, nous n'assumons aucune responsabilité pour le contenu des sources externes. Les opérateurs des sources citées sont seuls responsables de leur contenu. Les images et les sources de tiers sont marquées comme telles. La reproduction, le traitement, la distribution et tout type d'exploitation en dehors des limites du droit d'auteur nécessitent le consentement écrit de l'auteur ou du créateur respectif.
Ce livre a été traduit de l'allemand. Des écarts par rapport à l'original ou des erreurs de traduction ne peuvent être totalement exclus. Toutes les sources citées dans le livre sont disponibles en anglais. Nous déclinons toute responsabilité pour d'éventuelles inexactitudes ou malentendus de contenu résultant de la traduction.
Les données des diagrammes qui ne sont pas explicitement marquées d'une source ne sont pas basées sur des études mais sont des hypothèses non contraignantes pour une meilleure visualisation.
Ce livre a été créé à l'aide de l'Intelligence Artificielle (IA) et d'autres outils. Entre autres, des outils ont été utilisés pour la recherche, l'écriture/édition et la génération d'illustrations décoratives. Malgré les vérifications, des erreurs ne peuvent être totalement exclues. Nous tenons à souligner que l'utilisation de l'IA sert d'outil de support pour offrir à nos lecteurs une expérience de lecture de haute qualité et inspirante.

Les références et citations contenues dans ce livre ont été soigneusement recherchées et reproduites dans leur sens. L'interprétation et la présentation du contenu cité reflètent la compréhension de l'auteur et ne correspondent pas nécessairement à l'intention ou à l'opinion des auteurs originaux. Pour les citations paraphrasées, les déclarations principales des sources originales ont été intégrées dans le contexte de cet ouvrage au mieux des connaissances et des convictions, mais peuvent s'écarter des formulations originales et des nuances de sens en raison du transfert et de la simplification. Toutes les sources utilisées sont entièrement répertoriées dans la bibliographie et peuvent y être lues dans l'original. La responsabilité de l'interprétation et de l'intégration contextuelle du contenu cité incombe à l'auteur de ce livre. Pour les questions scientifiques et les informations détaillées, il est recommandé de consulter les sources originales. L'auteur s'est efforcé de présenter des sujets scientifiques complexes de manière généralement compréhensible. Des simplifications et des généralisations ne peuvent être exclues. Aucune garantie ne peut être donnée quant à l'exactitude technique et l'exhaustivité des présentations simplifiées. La reproduction paraphrasée des citations et des découvertes scientifiques est effectuée consciencieusement conformément à la loi sur les citations selon § 51 UrhG et à toutes les dispositions pertinentes sur le droit d'auteur d'autres pays. Lors de la simplification, du transfert et éventuellement de la traduction de contenu scientifique dans un langage généralement compréhensible, des nuances de sens et des détails techniques peuvent être perdus. L'auteur ne revendique aucun droit sur les œuvres citées et respecte tous les droits d'auteur des auteurs originaux. Si une utilisation non autorisée est détectée, l'auteur demande d'en être informé pour prendre les mesures appropriées. À des fins académiques et lors de l'utilisation comme référence scientifique, il est expressément recommandé de se référer aux sources originales. La présentation simplifiée sert exclusivement à l'information scientifique populaire.

Les informations contenues dans ce livre concernant le sevrage tabagique et l'arrêt du tabac ont été soigneusement recherchées et compilées selon les meilleures connaissances et convictions. Néanmoins, aucune garantie ne peut être donnée quant à l'exactitude et à l'exhaustivité des méthodes et stratégies présentées. Les méthodes de sevrage et les conseils proposés doivent être compris comme des mesures d'accompagnement et ne remplacent pas une consultation individuelle auprès de professionnels de la santé. Avant de commencer un sevrage tabagique, il est fortement recommandé de consulter un médecin ou un conseiller en dépendance, en particulier en cas de maladies préexistantes ou de prise de médicaments. Aucune responsabilité n'est acceptée pour les dommages ou conséquences sur la santé résultant de l'application des méthodes décrites. L'utilisation des informations et la mise en œuvre des conseils se font sous votre propre responsabilité. Tous les noms de marques, désignations de produits et noms commerciaux mentionnés sont la propriété de leurs titulaires respectifs. La mention de produits et de marques sert uniquement à des fins d'information. Les connaissances scientifiques et les résultats d'études correspondent à l'état au moment de l'impression. De nouvelles recherches et développements dans le domaine du sevrage tabagique peuvent conduire à des recommandations divergentes. Les sources utilisées et la littérature complémentaire sont listées en annexe. Tous les contenus, en particulier les stratégies et programmes spécialement développés pour le sevrage tabagique, sont protégés par le droit d'auteur.

Bendis Saage

Sevrage Tabagique: Guide Complet Pour Arrêter de Fumer

Méthodes efficaces et stratégies pratiques pour réussir votre cure anti tabac et maintenir un arrêt du tabac durable

104 Sources
41 Diagrammes
21 Images
7 Illustrations

Chers lecteurs,

nous vous remercions sincèrement d'avoir choisi ce livre. Par votre choix, vous nous avez non seulement accordé votre confiance, mais aussi une partie de votre précieux temps. Nous en sommes très reconnaissants.

Arrêter de fumer fait partie des décisions de santé les plus importantes - et souvent des plus difficiles. Cet ouvrage spécialisé propose une approche fondée sur des bases scientifiques et éprouvée en pratique pour mener une vie sans tabac. Il allie les découvertes récentes de la recherche sur la dépendance aux méthodes de sevrage éprouvées, en tenant particulièrement compte des besoins différents des femmes et des hommes. Les lecteurs bénéficient d'une approche structurée qui traite à la fois des mécanismes biologiques de la dépendance à la nicotine et des aspects psychologiques du sevrage tabagique. Des stratégies concrètes pour gérer le stress, le contrôle du poids et les défis sociaux rendent le chemin vers l'arrêt du tabac compréhensible et réalisable. Le livre accompagne à travers toutes les phases du sevrage tabagique - de la préparation à l'arrêt du tabac, jusqu'à la stabilisation à long terme de la vie sans tabac. Faites le premier pas vers une vie plus saine - avec un compagnon éprouvé à vos côtés.

Ce guide vous fournit des informations faciles à comprendre et pratiques sur un sujet complexe. Grâce à des outils numériques développés en interne qui utilisent également des réseaux neuronaux, nous avons pu mener des recherches approfondies. Le contenu a été structuré de manière optimale et développé jusqu'à la version finale pour vous fournir une vue d'ensemble bien fondée et facilement accessible. Le résultat : vous obtenez une vision complète et bénéficiez d'explications claires et d'exemples illustratifs. La conception visuelle a également été optimisée grâce à cette méthode avancée afin que vous puissiez rapidement saisir et utiliser les informations.

Nous nous efforçons d'atteindre la plus grande précision, mais nous sommes reconnaissants pour toute indication d'erreurs possibles. Visitez notre site web pour trouver les dernières corrections et ajouts à ce livre. Ceux-ci seront également intégrés dans les éditions futures.

Nous espérons que vous apprécierez la lecture et découvrirez de nouvelles choses ! Si vous avez des suggestions, des critiques ou des questions, nous attendons vos commentaires. Ce n'est que par un échange actif avec vous, les lecteurs, que les futures éditions et œuvres pourront devenir encore meilleures. Restez curieux !

Bendis Saage

Saage Media GmbH - Équipe

- www.SaageBooks.com/fr
- support@saagemedia.com
- Spinnereistraße 7 - c/o SpinLab – The HHL Accelerator, 04179 Leipzig, Germany

Accès rapide aux connaissances

Pour garantir une expérience de lecture optimale, nous souhaitons vous familiariser avec les principales caractéristiques de ce livre :

- **Structure Modulaire :** Chaque chapitre est autonome et peut être lu indépendamment des autres.
- **Recherche Approfondie :** Tous les chapitres sont basés sur une recherche approfondie et sont étayés par des références scientifiques. Les données présentées dans les diagrammes servent à une meilleure visualisation et sont basées sur des hypothèses, non sur les données fournies dans les sources. Une liste complète des sources et des crédits d'images se trouve en annexe.
- **Terminologie Claire :** Les termes techniques soulignés sont expliqués dans le glossaire.
- **Résumés des Chapitres :** À la fin de chaque chapitre, vous trouverez des résumés concis qui vous donnent un aperçu des points clés.
- **Recommandations Concrètes :** Chaque sous-chapitre se termine par une liste de conseils spécifiques pour vous aider à mettre en pratique ce que vous avez appris.

Matériel bonus supplémentaire sur notre site web

Sur notre site web, nous prévoyons de mettre à votre disposition les documents exclusifs suivants :

- Contenu bonus et chapitres supplémentaires
- Un résumé global compact
- Une version dramatique audio. (En cours de planification)

Le site web est actuellement en construction.

www.SaageBooks.com/fr/sevrage_tabagique-bonus-54B7F7

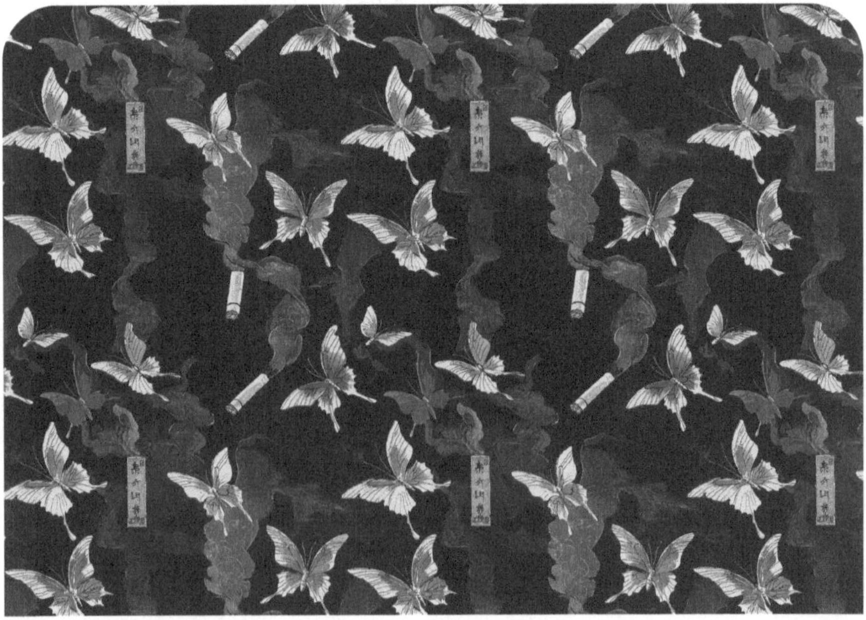

Table des matières

- 2. Méthodes de sevrage tabagique
  - 2. 1 Traitement médicamenteux
    - Thérapie de substitution nicotinique
    - Médicaments sur ordonnance
    - Alternatives à base de plantes
  - 2. 2 Approches thérapeutiques
    - Mesures de thérapie comportementale
    - Procédures neurothérapeutiques
    - Hypnothérapie
  - 2. 3 Méthodes de médecine naturelle
    - Acupuncture pour le sevrage
    - Techniques de relaxation

- 3. Vivre sans tabac au quotidien
  - 3. 1 Stratégies d'adaptation
    - Gestion du stress sans cigarettes
    - Développer des comportements de substitution
    - Maîtriser les situations à risque
  - 3. 2 Environnement social
    - Soutien de la famille
    - Créer des zones sans tabac
    - Exploiter la dynamique de groupe
  - 3. 3 Adaptation du mode de vie
    - Changement d'alimentation
    - Établir des routines d'exercice

- 4. Aspects liés au sexe
  - 4. 1 Particularités chez les femmes
    - Influences hormonales
    - Contrôle du poids
  - 4. 2 Particularités chez les hommes
    - Gérer la pression de la performance
    - Attentes sociales
    - Changements physiques
  - 4. 3 Défis communs
    - Dynamiques de couple
    - Intégration professionnelle
    - Motivation à long terme

1. Principes fondamentaux du sevrage tabagique

Pourquoi tant de personnes ont-elles du mal à arrêter de fumer, même lorsqu'elles en ont fermement l'intention ? Le chemin vers la liberté du tabac passe par la compréhension des processus physiques et mentaux qui jouent un rôle dans la dépendance au tabac. Un sevrage réussi repose sur des méthodes scientifiquement fondées qui prennent en compte à la fois les aspects biologiques et comportementaux. Les effets positifs sur la santé et la qualité de vie sont ressentis dès le début. Dans ce chapitre, vous découvrirez quels mécanismes régissent votre dépendance et comment vous pouvez les utiliser à votre avantage.

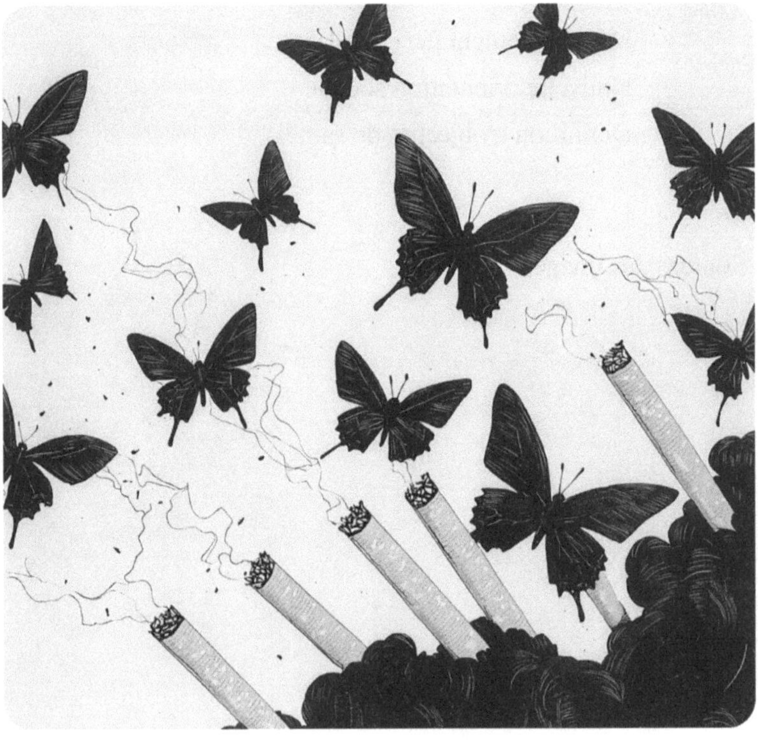

1. 1 Mécanismes biologiques

La dépendance à la nicotine résulte d'interactions complexes entre la nicotine et le système nerveux. La liaison de la nicotine aux récepteurs dans le cerveau influence la libération de neurotransmetteurs tels que la dopamine, ce qui entraîne des sensations agréables et un désir de consommation répétée. En même temps, des changements neuroadaptatifs se produisent, provoquant des symptômes de sevrage lors de l'arrêt du tabac. Ces changements affectent notamment le nombre et la sensibilité des récepteurs, ainsi que le métabolisme et la régulation de l'appétit. Des facteurs génétiques jouent également un rôle dans l'effet de la nicotine et le risque de dépendance individuel. Comprenez les bases biologiques de la dépendance à la nicotine et ouvrez-vous la voie vers un avenir sans tabac.

La dépendance à la nicotine est un phénomène biologique complexe, résultant de l'interaction de la nicotine avec le système nerveux, en particulier le système de récompense de la dopamine, et modulé par des facteurs génétiques. Ce n'est pas une faiblesse de caractère.

Comprendre la dépendance physique

La dépendance physique au tabac résulte de mécanismes biologiques complexes qui reposent essentiellement sur l'interaction de la nicotine avec le système nerveux. La nicotine se lie aux récepteurs nicotiniques de l'acétylcholine (nAChRs), en particulier à la sous-unité $\alpha4\beta2$*, qui est largement répandue dans le cerveau [s1]. Cette liaison déclenche la libération de divers neurotransmetteurs, principalement la dopamine. La dopamine active le système de récompense dans le cerveau, ce qui entraîne les sensations agréables que ressentent les fumeurs et qui motivent une consommation répétée [s2]. La consommation chronique de nicotine entraîne des changements neuroadaptatifs. Le nombre de nAChRs augmente pour compenser l'apport constant de nicotine [s3]. En même temps, il y a aussi une désensibilisation des récepteurs, ce qui atténue la réponse à la nicotine et pousse les fumeurs à consommer plus de tabac pour obtenir le même effet [s4]. Cette désensibilisation, associée à l'augmentation du nombre de récepteurs, crée un état dans lequel le cerveau s'habitue à un apport constant de nicotine. Lorsque l'apport de nicotine est interrompu, des symptômes de sevrage apparaissent. Ceux-ci résultent notamment d'une hyperactivation du système de récepteurs CRF-CRF1, qui est lié aux réactions de stress [s2]. Les symptômes de sevrage – tels que l'irritabilité, l'anxiété, l'augmentation de l'appétit ou les troubles dépressifs – renforcent le désir de nicotine et augmentent le risque de rechute [s4]. Comprendre ces mécanismes peut aider les fumeurs à percevoir la dépendance physique comme un phénomène biologique et non comme un échec personnel. La prise de conscience que des facteurs génétiques influencent la sensibilité à la nicotine et le taux de métabolisation peut également renforcer la motivation à arrêter [s1]. Ainsi, des variations génétiques dans le gène CYP2A6, qui régule la métabolisation de la nicotine, peuvent influencer le risque de dépendance [s4]. La dépendance physique partage des similarités neurobiologiques avec

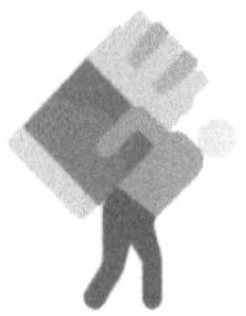

d'autres dépendances, comme celle aux aliments riches en calories [s5]. Dans les deux cas, le système de récompense dopaminergique joue un rôle central et la disponibilité des récepteurs D2 est corrélée à la gravité de la dépendance. Là encore, une consommation chronique peut entraîner une diminution des récepteurs D2 et déclencher un cycle de surconsommation et de symptômes de sevrage [s5]. Ces parallèles soulignent la complexité de la dépendance et l'importance d'une approche globale qui prend en compte à la fois les facteurs biologiques et comportementaux [s6]. Le rôle du microbiome dans la régulation de la récompense et le développement de la dépendance est un domaine de recherche prometteur qui pourrait permettre de nouvelles approches thérapeutiques à l'avenir [s5].

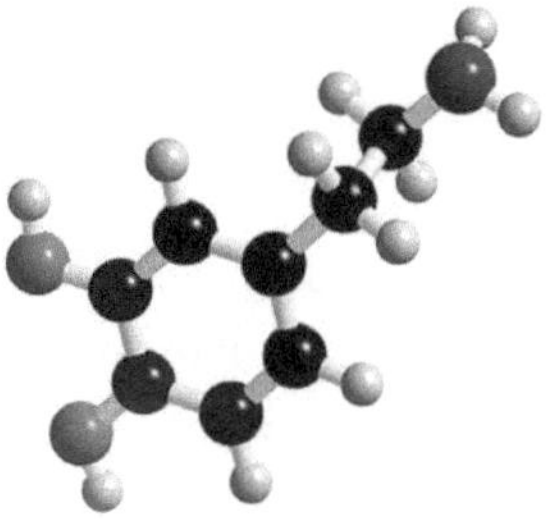

Dopamine [i1]

Bon à savoir

Changements neuroadaptatifs

Les changements neuroadaptatifs sont des ajustements dans le cerveau qui se produisent en réponse à une consommation chronique de nicotine. Ces changements peuvent influencer le nombre et la sensibilité des récepteurs et conduire au développement de la tolérance et de la dépendance.

Désensibilisation

La désensibilisation décrit la sensibilité réduite des récepteurs dans le cerveau à la nicotine. Cela conduit les fumeurs à avoir besoin de plus en plus de nicotine au fil du temps pour obtenir le même effet.

Microbiome

Le microbiome, l'ensemble des micro-organismes dans l'intestin, peut influencer la régulation de la récompense et le développement de la dépendance. La recherche examine comment le microbiome module la réaction à la nicotine et les symptômes de sevrage.

Neurotransmetteurs

Les neurotransmetteurs sont des messagers chimiques dans le cerveau qui transmettent des signaux entre les cellules nerveuses. La nicotine influence la libération de divers neurotransmetteurs, dont la dopamine, ce qui contribue aux effets addictifs du tabagisme.

Dépendance à la nicotine et symptômes de sevrage

Corrélation entre la consommation de nicotine et la gravité des symptômes de sevrage.

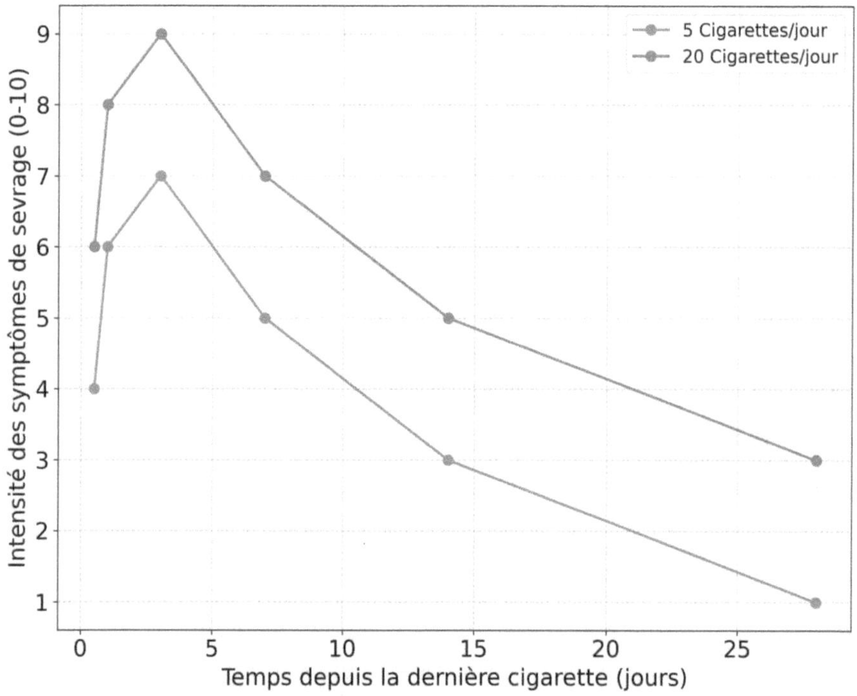

Ce graphique illustre le schéma typique du sevrage nicotinique. La gravité des symptômes culmine dans les premiers jours suivant l'arrêt du tabac, puis diminue progressivement sur plusieurs semaines. Plus la consommation de nicotine est élevée (représentée par le nombre de cigarettes par jour), plus les symptômes de sevrage sont susceptibles d'être intenses. Cela souligne l'importance d'un soutien personnalisé lors des tentatives d'arrêt du tabac, en particulier pour les gros fumeurs.

Effet de la nicotine sur le cerveau

La nicotine influence la fonction cérébrale de multiples façons. En plus de la liaison déjà mentionnée aux récepteurs nicotiniques de l'acétylcholine et de la libération de dopamine qui en résulte, la nicotine interfère également directement dans le métabolisme d'autres neurotransmitter. Elle inhibe l'activité de la monoamine oxydase, une enzyme responsable de la dégradation de neurotransmetteurs tels que noradrénaline, sérotonine et dopamine [s7]. Cette inhibition entraîne une augmentation de la concentration de ces messagers dans la fente synaptique, ce qui renforce la transmission des signaux et influence l'humeur, la motivation et l'attention. Ainsi, l'effet stimulant de la nicotine, dont de nombreux fumeurs font état, peut en partie être attribué à ce mécanisme. Un autre aspect de l'effet de la nicotine concerne les récepteurs nicotiniques de l'acétylcholine contenant α5. Alors que les α4β2-nAChRs médiatisent les effets gratifiants de la nicotine, les récepteurs contenant α5 semblent les limiter, en médiant peut-être les effets aversifs de fortes doses de nicotine [s8]. Cette interaction complexe entre différents sous-types de récepteurs contribue à la régulation de l'effet de la nicotine et explique pourquoi certaines personnes réagissent plus fortement à la nicotine que d'autres. Le rôle du glutamate, un autre neurotransmetteur important, est également significatif. La nicotine augmente la libération de glutamate, ce qui stimule à son tour les neurones dopaminergiques et contribue à l'effet de récompense [s8]. Pendant le sevrage, la transmission de glutamate diminue, ce qui entraîne un état hypoglutamatergique et peut aggraver des symptômes de sevrage tels que des troubles dépressifs ou des difficultés de concentration [s8]. Comprendre ces processus neuronaux complexes peut aider les fumeurs à mieux comprendre les bases neurobiologiques de leur dépendance et à renforcer leur motivation pour un sevrage. Par exemple, la prise de conscience que la nicotine active non seulement le système de récompense, mais interfère également dans le métabolisme d'autres neurotransmetteurs et perturbe l'homéostasie du glutamate peut souligner la nécessité d'une abstinence complète de la nicotine.

Bon à savoir

monoamine oxydase

La monoamine oxydase (MAO) est une enzyme qui dégrade des neurotransmetteurs tels que la noradrénaline, la sérotonine et la dopamine. La nicotine inhibe l'activité de la MAO, ce qui entraîne une augmentation de la concentration de ces neurotransmetteurs dans le cerveau et renforce les effets de la nicotine sur l'humeur, la motivation et l'attention.

noradrénaline

La noradrénaline est un neurotransmetteur impliqué dans la réaction au stress et augmente l'attention et la vigilance. La nicotine influence le métabolisme de la noradrénaline, ce qui entraîne une concentration accrue de noradrénaline dans le cerveau et explique l'effet stimulant de la nicotine.

récepteurs nicotiniques de l'acétylcholine

Les récepteurs nicotiniques de l'acétylcholine (nAChRs) sont des récepteurs dans le cerveau auxquels la nicotine se lie. La liaison de la nicotine à ces récepteurs entraîne l'activation du système de récompense et la libération de dopamine, ce qui procure une sensation de satisfaction et de bien-être et favorise le développement de la dépendance. Différents sous-types de ces récepteurs, tels que $\alpha4\beta2$ et $\alpha5$, jouent des rôles différents dans l'effet et la dépendance à la nicotine.

Impact de la nicotine sur le cerveau

Intensité d'activation des zones du cerveau par l'influence de la nicotine en relation avec la récompense, l'humeur et la cognition.

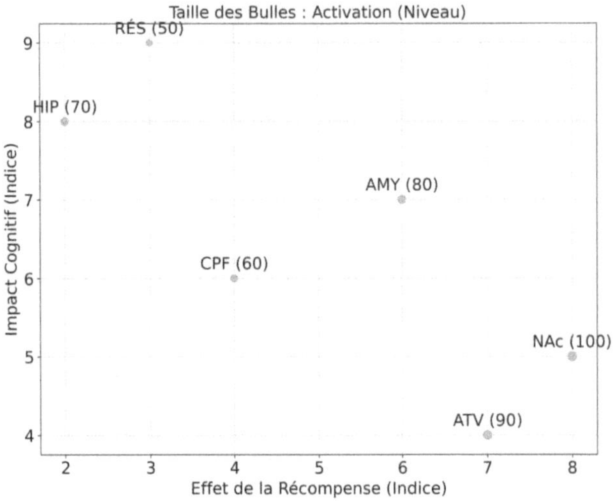

Blasengröße: Activation (Niveau)

AMY: Amygdale (Humeur)	ATV: Aire Tegmentale Ventrale (Dopamine)
CPF: Cortex Préfrontal (Prise de décision)	HIP: Hippocampe (Mémoire)
NAc: Noyau Accumbens (Récompense)	RÉS: Réseaux Attentionnels (Concentration)

Le graphique à bulles visualise l'impact de la nicotine sur différentes régions du cerveau. Les bulles plus grandes indiquent une influence plus forte de la nicotine sur cette zone spécifique. La voie de la récompense, impliquant le noyau accumbens, montre une activation importante, expliquant la nature addictive de la nicotine. Les zones de régulation de l'humeur, telles que l'amygdale et le cortex préfrontal, sont également significativement affectées, illustrant l'impact de la nicotine sur les états émotionnels. Les zones cognitives comme l'hippocampe et les réseaux attentionnels présentent également une activation, reflétant l'influence de la nicotine sur la mémoire et la concentration.

Métabolisme processus liés au tabagisme

Le tabagisme influence le métabolisme de plusieurs manières. La nicotine, le principe actif du tabac, modifie non seulement l'activité neuronale dans le cerveau, mais interfère également directement avec le métabolisme énergétique du corps. La nicotine augmente la consommation d'énergie sur 24 heures d'environ 10 %, ce qui peut entraîner une réduction du poids en cas d'apport calorique constant [s9]. Cet effet explique en partie pourquoi certaines personnes observent une prise de poids après l'arrêt du tabac. Ceux qui arrêtent de fumer et souhaitent contrôler leur poids devraient adapter leur alimentation et augmenter leur dépense calorique par l'exercice. Cela peut aider à éviter une augmentation excessive du poids corporel après l'arrêt du tabac. En plus de l'augmentation de la consommation d'énergie, la nicotine influence également la régulation de l'appétit. Elle module la libération de diverses hormones telles que la noradrénaline, la dopamine et la sérotonine, qui sont impliquées dans le contrôle de l'appétit dans le cerveau [s9]. En influençant ces hormones, la nicotine peut réprimer l'appétit, ce qui peut également contribuer à une perte de poids. Les interactions entre la nicotine et le système dopaminergique dans le cerveau jouent un rôle crucial dans le développement de la dépendance à la nicotine [s10]. La nicotine se lie aux récepteurs nicotiniques de l'acétylcholine, ce qui augmente la libération de dopamine. Ce pic de dopamine active le système de

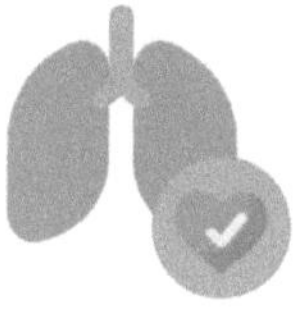

récompense dans le cerveau et renforce le comportement de fumer. En même temps, la consommation répétée de nicotine entraîne un développement de la tolérance, provoqué par une desensibilisierung des récepteurs et un changement de leur nombre dans le cerveau [s10]. Le développement de la tolérance signifie que les fumeurs ont besoin de quantités de nicotine de plus en plus élevées au fil du temps pour obtenir le même effet. La prédisposition génétique influence également l'effet de la nicotine et le risque de dépendance. Les variantes du gène

CYP2A6 déterminent la vitesse de dégradation de la nicotine dans le corps [s11]. Les métaboliseurs lents dégradent la nicotine plus lentement, ce qui entraîne une durée d'action plus longue et peut-être un besoin de fumer moins important. En revanche, les métaboliseurs rapides pourraient développer un besoin de fumer plus élevé, car le taux de nicotine dans le sang diminue plus rapidement.

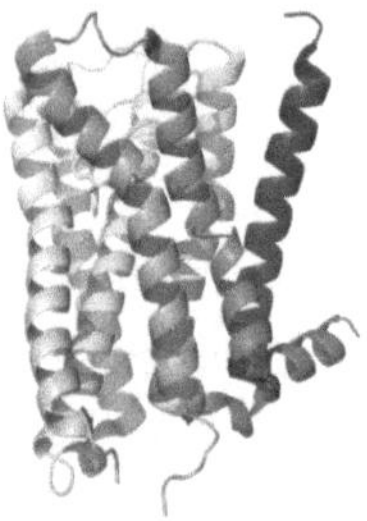

récepteur de l'acétylcholine [i2]

Bon à savoir

Activité neuronale

La communication entre les cellules nerveuses dans le cerveau est influencée par la nicotine. Cela peut entraîner des changements d'humeur, de concentration et de comportement.

Développement de la tolérance

La nécessité de consommer des quantités de nicotine de plus en plus élevées pour obtenir le même effet.

Métabolisme

Les processus chimiques dans le corps qui produisent de l'énergie et maintiennent les fonctions corporelles sont fortement influencés par le tabagisme. Après l'arrêt du tabac, le métabolisme se normalise lentement.

Récepteurs nicotiniques

Récepteurs dans le cerveau auxquels la nicotine se lie et qui déclenchent la libération de dopamine.

Effets du tabagisme sur le métabolisme

Influence du tabagisme sur les principaux processus métaboliques.

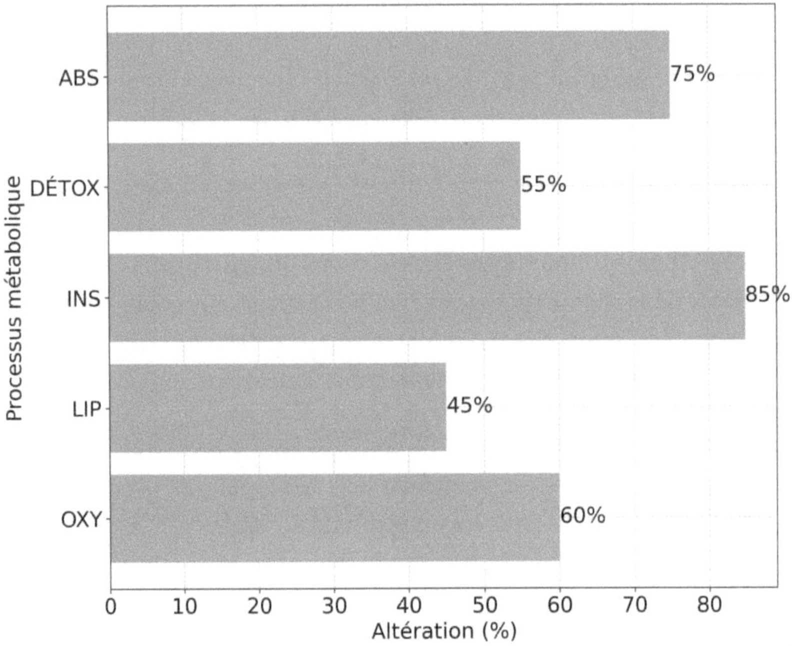

ABS: Absorption des nutriments

DÉTOX: Détoxification

INS: Résistance à l'insuline

LIP: Métabolisme des lipides

OXY: Stress oxydatif

Le diagramme à barres horizontales visualise l'altération de différents processus métaboliques par le tabagisme. Une valeur plus élevée indique une influence négative plus forte. En particulier, la résistance à l'insuline et le stress oxydatif sont fortement affectés, ce qui illustre les risques pour la santé du tabagisme. La perturbation de l'absorption des nutriments souligne la nécessité d'une alimentation équilibrée pendant le sevrage tabagique.

Conseils concrets

- Contrôlez votre libération de dopamine grâce à de nouvelles récompenses saines telles que le sport, la musique ou des activités créatives.
- Dirigez votre attention sur les changements neuronaux : visualisez comment vos récepteurs se régénèrent et rétablissent l'équilibre dans le cerveau.
- Consommez des aliments riches en protéines pour soutenir la production de neurotransmetteurs comme la dopamine et la sérotonine.
- Buvez suffisamment d'eau pour accélérer l'élimination des produits métaboliques de la nicotine et nettoyer votre système.
- Respirez profondément et consciemment pour améliorer l'apport en oxygène du cerveau et contrer les symptômes de sevrage tels que l'agitation.
- Massez régulièrement vos tempes et votre cou pour favoriser la circulation sanguine dans le cerveau et relâcher les tensions.
- Passez du temps dans la nature pour réduire vos hormones de stress et soutenir la régénération de votre système nerveux.
- Expérimentez des exercices basés sur la pleine conscience pour affiner votre perception et reconnaître tôt l'envie de fumer.
- Trouvez une technique de relaxation qui vous aide à gérer les symptômes physiques de sevrage, comme la relaxation musculaire progressive.
- Concentrez-vous sur les changements positifs dans votre corps : ressentez comment vos sens du goût et de l'odorat s'améliorent.

1. 2 Aspects psychologiques

Ce chapitre met en lumière les aspects psychologiques du sevrage tabagique et montre comment les schémas d'habitude, les attachements émotionnels et les automatismes comportementaux compliquent l'arrêt du tabac. Vous apprendrez à comprendre les liens entre vos émotions, vos pensées et votre comportement de fumeur. L'identification des déclencheurs individuels et leur modification consciente sont essentielles pour réussir. Préparez-vous à déchiffrer vos schémas de consommation et à reprendre le contrôle de votre comportement.

La compréhension des liens psychologiques et émotionnels avec le tabagisme est la clé d'un sevrage tabagique réussi et durable.

Reconnaître les schémas d'habitude

Reconnaître les schémas d'habitude est la première étape vers un sevrage tabagique réussi. Fumer n'est que rarement un acte isolé, mais s'inscrit dans des routines quotidiennes. Ces schémas sont souvent liés à des stimuli et des situations spécifiques qui déclenchent le désir de fumer. Les situations sociales peuvent être, entre autres, un tel déclencheur [s12]. De nombreux fumeurs rapportent qu'ils fument davantage en société et se sentent mieux intégrés au groupe. Des stimuli sensoriels tels que l'odeur du café ou la sensation d'un briquet dans la main peuvent également intensifier le désir [s13]. Le cerveau apprend à associer ces stimuli à la récompense de la nicotine, ce qui conduit à des comportements automatisés. La prise de conscience que fumer est souvent maintenu par des renforcements positifs et négatifs est cruciale [s14]. Alors que les effets positifs de la nicotine sont immédiatement perceptibles, les conséquences négatives sur la santé sont souvent perçues comme incertaines et éloignées dans le temps. L'identification de ces déclencheurs individuels est donc essentielle pour développer des stratégies de changement de comportement [s15]. Une méthode pour reconnaître ses propres schémas de consommation est l'auto-observation. Tenez un journal de fumeur pendant une certaine période, où vous notez chaque fois quand, où et pourquoi vous avez fumé. Faites attention non seulement aux circonstances extérieures, mais aussi à vos états intérieurs : Quelles émotions et pensées ont précédé le désir de fumer ? Étiez-vous stressé, ennuyé ou en compagnie ? En analysant ce journal, vous pouvez identifier vos situations à risque personnelles et mieux comprendre la fonction du tabagisme dans votre vie [s16]. Cette analyse vous permet de développer et d'expérimenter des comportements alternatifs dans les situations appropriées. Par exemple, si vous constatez que vous fumez toujours une cigarette après avoir mangé, vous pourriez essayer de remplacer cette envie par une promenade ou un autre rituel.

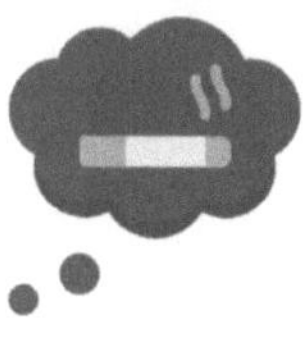

En prenant conscience et en modifiant les routines habituelles, vous interrompez les réactions automatisées et reprenez le contrôle de votre comportement tabagique. De plus, l'auto-surveillance des symptômes liés au sevrage peut aider à mieux comprendre le lien entre les sensations physiques et psychologiques [s16]. Il est important de reconnaître que le tabagisme chronique provoque des changements neuroadaptatifs dans le cerveau, qui peuvent entraîner des symptômes de sevrage tels que l'anxiété ou la dépression [s17]. Comprendre ces relations peut aider à clarifier les malentendus sur les causes de ces symptômes et à renforcer la motivation au changement de comportement.

Bon à savoir

Auto-observation

Dans le contexte du sevrage tabagique, l'auto-observation est une étape importante pour reconnaître ses propres habitudes de fumer, déclencheurs et états émotionnels associés au tabagisme. Cela peut être réalisé en tenant un journal de fumeur ou par des exercices de pleine conscience.

Comportements alternatifs

Dans le cadre du sevrage tabagique, les comportements alternatifs sont de nouvelles habitudes ou activités qui sont utilisées à la place de fumer pour faire face au désir ou aux déclencheurs. Des exemples incluent mâcher de la gomme, faire du sport ou pratiquer des techniques de relaxation.

Situations à risque

Situations dans lesquelles le désir de fumer est particulièrement fort. Cela peut inclure des situations de stress, des événements sociaux ou des lieux spécifiques associés au tabagisme.

Neuroadaptatif

Se réfère à la capacité du cerveau à se modifier structurellement et fonctionnellement en réponse à des expériences, y compris la consommation de drogues. Ces adaptations peuvent conduire à la dépendance et aux symptômes de sevrage lorsque la substance n'est plus disponible.

Déclencheurs courants du tabagisme

Répartition des déclencheurs courants du tabagisme.

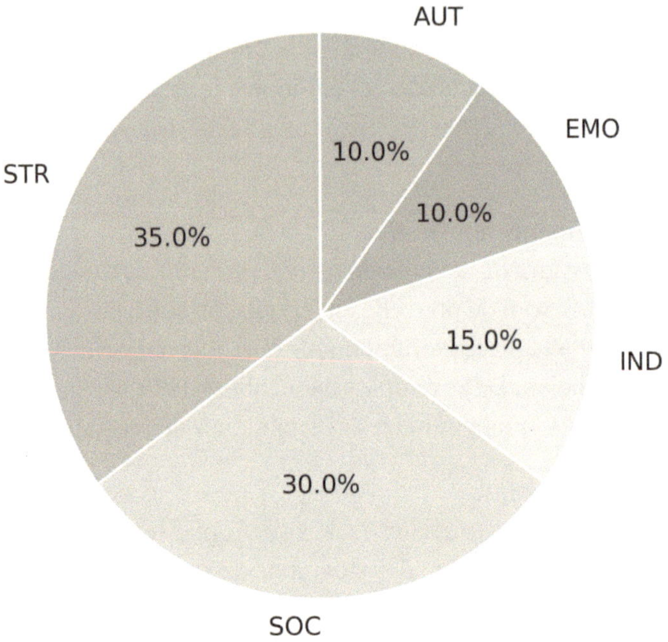

AUT: Indices habituels (p. ex., après les repas) EMO: Stress et émotions négatives

IND: Indices sensoriels (p. ex., odeur, goût) SOC: Situations sociales

STR: Autre/Combinaison

Ce graphique souligne l'influence significative des facteurs émotionnels et sociaux sur le comportement tabagique. Le stress et les émotions négatives représentent une part importante des déclencheurs, indiquant la nécessité de mécanismes d'adaptation et de techniques de gestion du stress dans les programmes de sevrage tabagique. Les situations sociales jouent également un rôle clé, soulignant l'importance du soutien social et des stratégies pour gérer ces situations sans fumer. Bien que les signaux sensoriels et habituels soient présents, il semble crucial de s'attaquer aux aspects émotionnels et sociaux pour réussir à cesser de fumer.

Délier les liens émotionnels

Fumer est souvent profondément intégré dans notre équilibre émotionnel et sert de stratégie d'adaptation apparente au stress, à l'ennui ou aux interactions sociales. Délier ces liens émotionnels est une étape importante pour rester non-fumeur à long terme. La pleine conscience et l'auto-régulation offrent ici une approche efficace [s18]. Au lieu d'évaluer ou de réprimer les émotions et les pensées, il s'agit de les observer de manière neutre. Par exemple, la prise de conscience consciente du désir de fumer, sans céder immédiatement à l'impulsion, peut aider à interrompre la réaction automatique et à créer de l'espace pour une décision consciente. Grâce à la pleine conscience, on peut apprendre à percevoir ses propres états émotionnels et corporels de manière plus différenciée (interoception) et ainsi affaiblir le lien entre l'émotion et la cigarette [s18]. La bienveillance envers soi-même joue un rôle crucial. Au lieu de se juger pour le désir de fumer ou une rechute, une attitude compréhensive et acceptante favorise la motivation à continuer à travailler vers l'objectif de l'abstinence [s18]. Les hommes hésitent souvent à demander de l'aide pour des problèmes d'addiction, ce qui est en partie dû à la stigmatisation sociale et aux sentiments de honte [s19]. La prise de conscience que ces sentiments sont répandus peut aider à surmonter la barrière et à solliciter une aide professionnelle ou à échanger avec des groupes de soutien [s19]. Surmonter la honte permet de bénéficier des expériences des autres et de renforcer sa propre résilience émotionnelle.

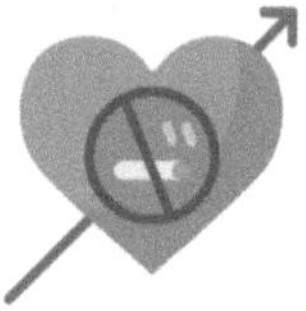

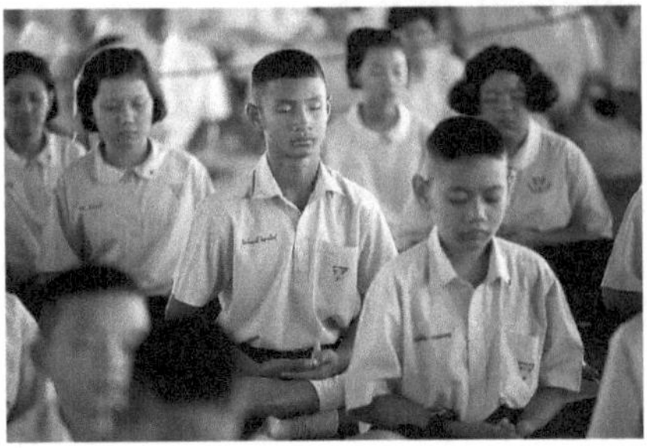

Pleine conscience [i3]

Bon à savoir

Bienveillance envers soi-même

La bienveillance envers soi-même signifie se traiter avec gentillesse et compréhension, en particulier lors des revers. Cela aide à réduire la honte et les reproches envers soi-même et à maintenir la motivation pour arrêter de fumer.

Auto-régulation

L'auto-régulation soutient le contrôle conscient des pensées, des émotions et des comportements liés au tabagisme. Elle aide à réprimer les réactions impulsives et à établir de nouvelles habitudes saines.

Stigmatisation

La stigmatisation liée à l'addiction décrit les préjugés négatifs et la discrimination envers les personnes ayant des problèmes d'addiction. Cette stigmatisation peut considérablement réduire la volonté de demander de l'aide.

Déclencheurs émotionnels et arrêt du tabac

Comparaison de la force des déclencheurs émotionnels

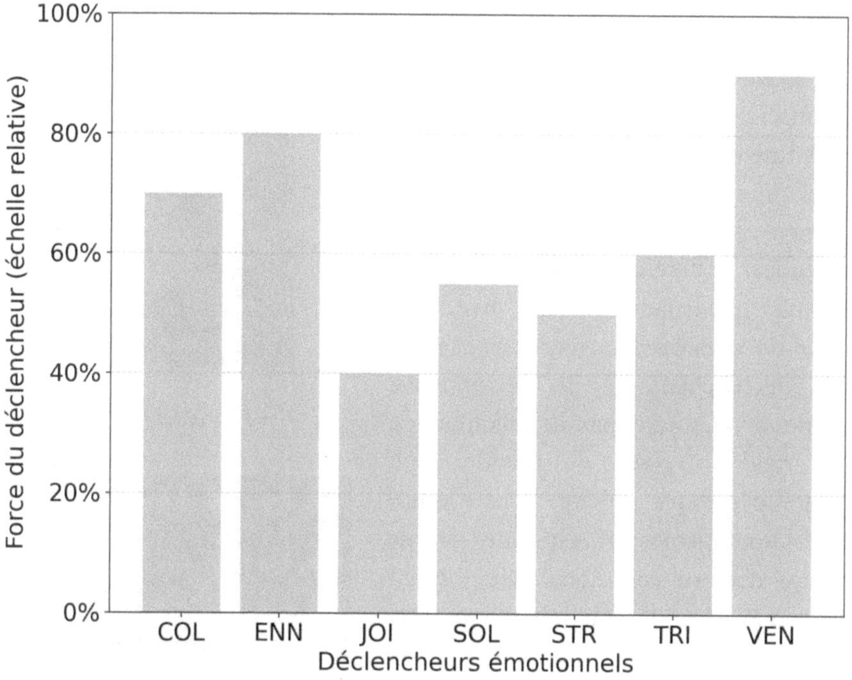

COL: Colère

ENN: Ennui

JOI: Joie

SOL: Solitude

STR: Stress

TRI: Tristesse

VEN: Pression sociale

Ce graphique illustre la force relative de divers déclencheurs émotionnels associés à la rechute du tabac. Le stress et l'ennui semblent être les déclencheurs les plus puissants, ce qui suggère que les interventions axées sur la gestion du stress et la recherche de mécanismes d'adaptation alternatifs à l'ennui pourraient être particulièrement bénéfiques. Bien que la pression sociale et la tristesse soient également importantes, leur influence semble moins prononcée. Aborder ces déclencheurs avec des stratégies d'adaptation spécifiques pourrait considérablement améliorer les chances de succès de l'arrêt du tabac.

Rompre les automatismes comportementaux

Les automatismes comportementaux, c'est-à-dire les actions inconscientes et habituelles, constituent souvent des obstacles sur le chemin vers l'arrêt du tabac. Ils se forment par l'association répétée de certaines situations, émotions ou stimuli environnementaux avec la prise de cigarette. Le cerveau associe ces déclencheurs à la récompense supposée apportée par la nicotine, ce qui rend le geste de prendre une cigarette presque réflexe. Pour rompre ces automatismes, il est utile de les rendre d'abord conscients. Un journal de fumée détaillé, qui enregistre non seulement les moments de consommation, mais aussi les circonstances, émotions et pensées respectives, peut fournir des aperçus précieux. Une fois que les déclencheurs personnels sont identifiés, des stratégies de contre-attaque ciblées peuvent être développées. Par exemple, au lieu de prendre automatiquement une cigarette après le repas, une courte promenade ou un rituel de relaxation conscient pourrait être établi. Il est important de trouver des comportements alternatifs qui remplissent le même objectif – qu'il s'agisse de réduire le stress, de profiter ou d'interagir socialement. Ainsi, on peut progressivement dissoudre le lien entre le déclencheur et le tabagisme et établir de nouvelles habitudes saines. L'interruption

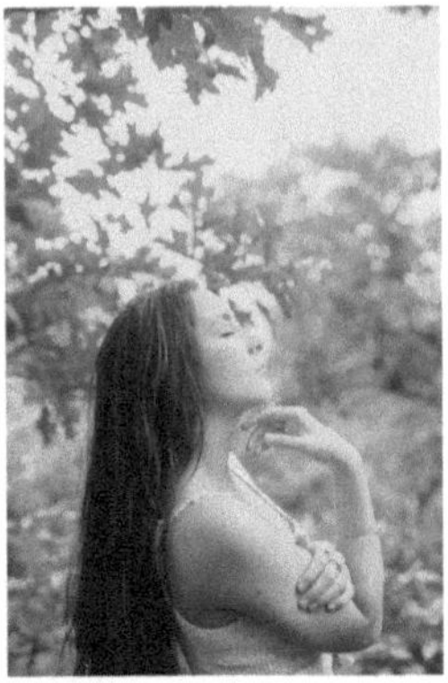

Relaxation [i4]

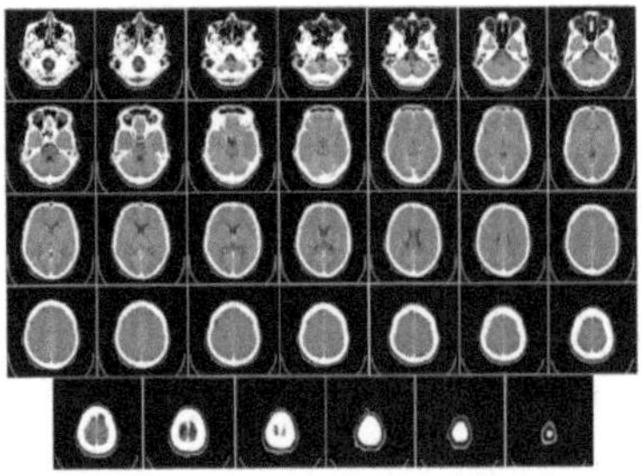

cerveau [i5]

consciente du déroulement habituel est la première étape pour reprendre

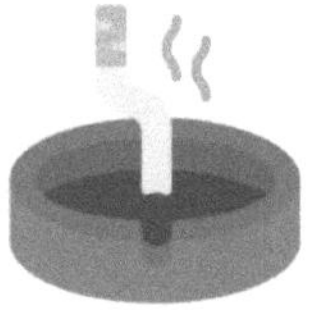

le contrôle de son propre comportement. De plus, des techniques de pleine conscience peuvent aider à percevoir plus consciemment l'envie de fumer, sans y céder immédiatement. Cela crée un espace pour une décision consciente et la possibilité de choisir des comportements alternatifs. La combinaison de stratégies cognitives, telles que la réflexion consciente sur les déclencheurs de la consommation, et d'approches comportementales, comme l'établissement de comportements de substitution, augmente la probabilité de rester non-fumeur à long terme. Le processus de changement de comportement nécessite de la patience et de la bienveillance envers soi-même, car les rechutes peuvent faire partie du processus d'apprentissage. Un soutien professionnel par des thérapeutes ou des groupes de soutien peut également accompagner et faciliter le processus de sevrage.

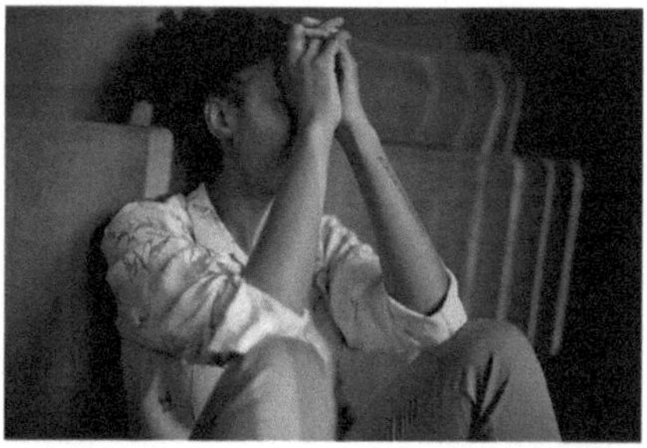

Stress [i6]

Bon à savoir

Comportemental

Les approches comportementales se concentrent sur le changement du comportement de fumer lui-même. Cela inclut la reconnaissance des déclencheurs, le développement de comportements de substitution et l'établissement de nouvelles routines qui remplacent le tabagisme et réduisent la probabilité de rechute.

Pleine conscience

Dans le contexte de l'arrêt du tabac, la pleine conscience aide à percevoir et à accepter consciemment l'envie d'une cigarette, sans y céder directement. Elle favorise la conscience de soi et permet d'identifier et de comprendre les émotions et pensées associées au tabagisme, afin de développer de nouveaux schémas de réaction.

Schéma journalier de consommation de tabac

Répartition typique de la consommation de tabac tout au long de la journée.

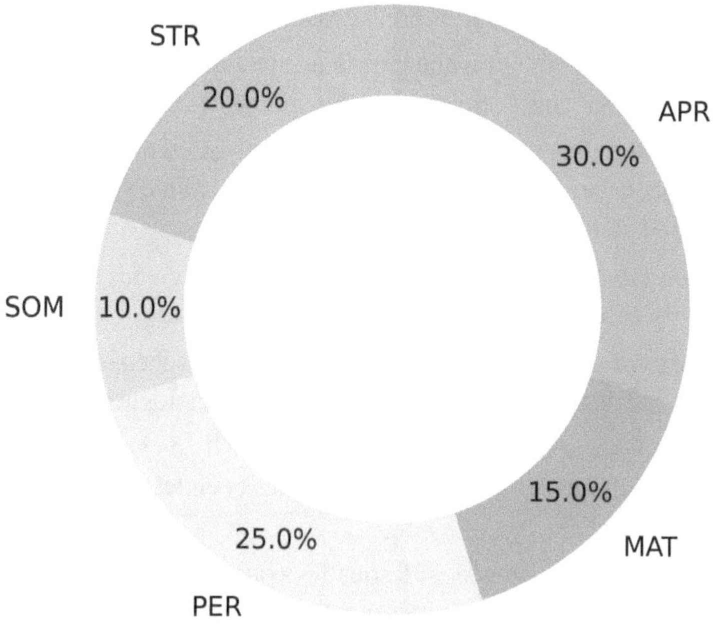

APR: Après les repas

PER: Périodes stressantes

STR: Soir (Détente)

MAT: Matin (Au réveil)

SOM: Sommeil

La plus grande proportion de cigarettes est fumée au réveil et après les repas, ce qui indique des liens étroits avec la routine et les habitudes. Les périodes de stress contribuent également de manière significative, soulignant le rôle du tabac comme mécanisme d'adaptation. Moins de cigarettes sont fumées pendant le sommeil, ce qui reflète les limitations physiques évidentes. Cette distribution suggère que les interventions doivent se concentrer sur la perturbation des routines établies, le développement de stratégies d'adaptation alternatives et la gestion des envies pendant les périodes de pointe de consommation de tabac.

Conseils concrets

- Associez les situations de fumée passées à de nouvelles expériences positives.
- Transformez votre environnement, retirez les cendriers et autres accessoires de fumer pour minimiser les déclencheurs visuels.
- Développez un mantra ou une phrase positive que vous vous répétez à voix haute ou dans votre tête lors des moments de désir.
- Utilisez vos mains pour des activités alternatives comme le pétrissage, la peinture ou jouer d'un instrument, afin de changer la sensation habituelle.
- Visualisez votre future vie sans tabac et concentrez-vous sur les avantages et les sentiments positifs qui y sont associés.
- Modifiez vos dialogues intérieurs : remplacez les schémas de pensée négatifs par des affirmations positives et des monologues intérieurs.
- Entraînez votre sentiment d'efficacité personnelle en vous fixant consciemment de petits objectifs réalisables et en les poursuivant de manière cohérente.
- Réfléchissez aux raisons pour lesquelles vous avez commencé à fumer et quels besoins vous avez compensés par cela.
- Explorez vos réactions émotionnelles face au désir de fumer et développez des stratégies individuelles pour y faire face.
- Apprenez à percevoir et à nommer vos émotions de manière différenciée pour dissocier les émotions du comportement de fumer.
- Développez un fort "Pourquoi" pour votre sevrage tabagique, qui vous servira de motivation dans les moments difficiles.

1. 3 Bienfaits pour la santé

Cette section met en lumière les nombreux avantages pour la santé de l'arrêt du tabac. De l'amélioration immédiate de l'apport en oxygène et de la cicatrisation des blessures à la réduction des risques à long terme de maladies graves telles que le cancer et les problèmes cardiovasculaires : votre corps se régénère de multiples façons. Cette régénération concerne de nombreux organes et fonctions, des poumons à l'équilibre hormonal. Les effets positifs s'étendent également à votre qualité de vie. Une énergie accrue, une respiration améliorée et une condition physique renforcée permettent de mener une vie plus active. Les avantages financiers et une expérience gustative plus intense font également partie des conséquences réjouissantes. Découvrez ci-dessous en détail comment votre corps se remet des effets du tabagisme et comment vous pouvez bénéficier d'une vie sans tabac.

Une réduction du nombre de cigarettes fumées par jour a des effets bénéfiques sur la santé et renforce la motivation pour un arrêt complet du tabac.

Phases de régénération du corps

Après l'arrêt du tabac, le corps commence immédiatement des processus de régénération. Déjà 20 minutes après la dernière cigarette, la pression artérielle et la fréquence cardiaque se normalisent. [s20] Dans les quelques heures qui suivent, le niveau de monoxyde de carbone dans le sang diminue, ce qui améliore l'apport en oxygène des organes. [s20] Cet apport en oxygène amélioré est particulièrement pertinent pour la cicatrisation des plaies, car la fumée de cigarette contient des composés toxiques qui nuisent à l'apport en oxygène des tissus et perturbent ainsi la régénération. [s21] Par exemple, une personne ayant une coupure remarquera une cicatrisation plus rapide après avoir arrêté de fumer. [s21] En quelques jours à quelques semaines, la fonction pulmonaire s'améliore, ce qui entraîne une respiration plus facile et plus d'énergie. [s20] Les cils vibratiles dans les voies respiratoires, responsables du nettoyage des poumons, commencent à se régénérer et améliorent l'élimination des mucosités et des polluants. À long terme, le risque de maladies graves telles que le cancer du poumon, les maladies cardiovasculaires et la maladie pulmonaire obstructive chronique (MPOC) diminue. [s22] La santé osseuse bénéficie également de l'arrêt du tabac. Fumer nuit à la densité osseuse et à la guérison des fractures. [s20] Même après des années de tabagisme, le corps peut encore initier des processus de guérison après l'arrêt, bien que les effets négatifs sur la densité osseuse puissent persister à long terme. [s20] Une réduction du nombre de cigarettes fumées par jour peut déjà avoir des effets positifs et augmenter la motivation pour un arrêt complet. [s22] Cela est particulièrement vrai pour les personnes atteintes de MPOC et de cancer du poumon, chez qui la relation dose-réponse est particulièrement marquée. [s22] La régénération du corps après l'arrêt du tabac est un processus continu qui s'étend sur des années et améliore considérablement la qualité de vie.

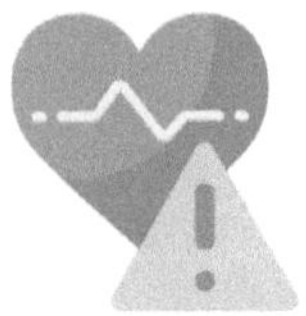

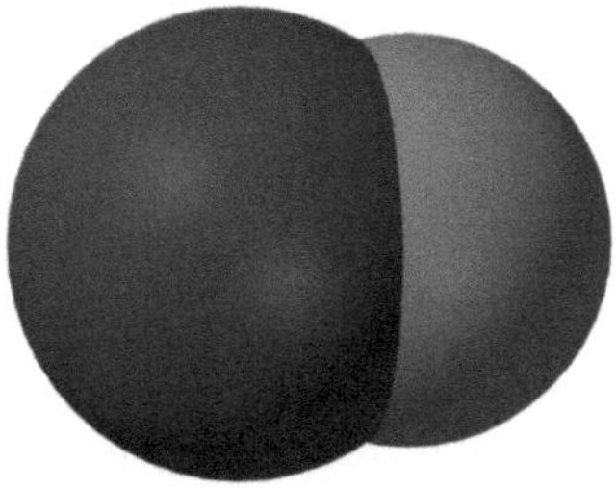

Monoxyde de carbone [i7]

Bon à savoir

Cils vibratiles

Les cils vibratiles sont de minuscules structures en forme de poils dans les voies respiratoires qui transportent le mucus et les corps étrangers hors des poumons. Fumer endommage les cils vibratiles et nuit à leur fonction. Après l'arrêt du tabac, les cils vibratiles se régénèrent, ce qui améliore le nettoyage des poumons et réduit le risque d'infections.

Monoxyde de carbone

Le monoxyde de carbone est un gaz incolore et inodore qui se forme lors de la combustion du tabac. Il se lie aux globules rouges et entrave le transport de l'oxygène dans le corps. Après l'arrêt du tabac, le niveau de monoxyde de carbone dans le sang diminue, ce qui améliore l'apport en oxygène des organes et des tissus.

Relation dose-réponse

La relation dose-réponse décrit le lien entre la quantité de substance ingérée (par exemple, cigarettes) et l'intensité de l'effet sur le corps. Pour les fumeurs, cela signifie que plus ils fument de cigarettes, plus les effets néfastes sur la santé sont forts. Une réduction du nombre de cigarettes diminue le risque de maladies liées au tabac.

Régénération du corps après l'arrêt du tabac

Amélioration des marqueurs de santé au fil du temps après l'arrêt du tabac.

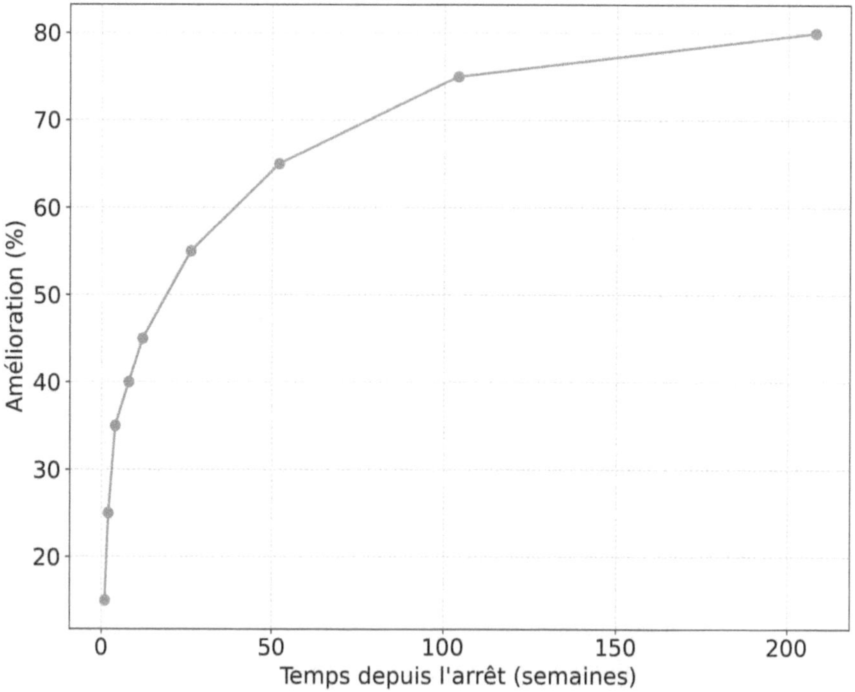

Ce graphique illustre l'impact positif de l'arrêt du tabac sur divers paramètres de santé. Les améliorations initiales sont rapides, avec des gains significatifs dans la fonction pulmonaire et la circulation au cours des premières semaines. Alors que le risque de maladie grave diminue régulièrement au fil des ans, une amélioration continue est observée dans la santé et le bien-être général, démontrant les avantages à long terme de l'arrêt du tabac.

Amélioration des fonctions organiques

En plus des améliorations déjà mentionnées de la respiration et de la cicatrisation, l'arrêt du tabac a un impact positif sur diverses autres fonctions organiques. Par exemple, l'équilibre hormonal se normalise, ce qui est particulièrement pertinent pour les femmes, car les valeurs après l'arrêt du tabac se rapprochent de celles des non-fumeuses [s23]. Cela peut stabiliser le cycle menstruel et améliorer la fertilité [s23]. Le métabolisme en bénéficie également : la sensibilité à l'insuline augmente, réduisant ainsi le risque de diabète de type 2, même si une prise de poids initiale peut survenir [s23]. Dans la cavité buccale, le risque de maladies telles que les cancers buccaux, les modifications de la muqueuse, la parodontite et les caries diminue [s24]. Le risque de parodontite après l'arrêt du tabac descend à un niveau proche de celui des non-fumeurs [s24]. De plus, les implants dentaires ont un taux de réussite plus élevé après l'arrêt du tabac, car fumer est un facteur de risque majeur pour leur perte [s24]. En outre, la flore buccale s'améliore, ce qui prévient les caries [s24].

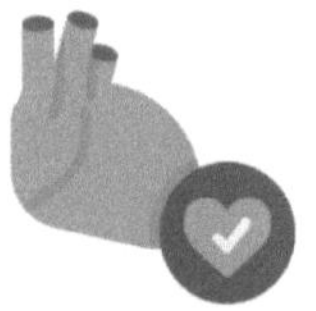

Un effet positif sur le système digestif se manifeste également : la fonction se normalise progressivement [s25]. Ceux qui souffrent de ballonnements ou de douleurs abdominales peuvent les atténuer par une activité physique régulière [s25]. Les symptômes qui apparaissent sont généralement temporaires et montrent l'adaptation du corps à l'absence de substances nocives [s25].

Bon à savoir

Équilibre hormonal

Après l'arrêt du tabac, l'équilibre hormonal se régule, ce qui peut conduire à un bien-être général amélioré, des humeurs plus stables et un rythme de sommeil plus sain.

Flore buccale

La flore buccale, l'ensemble des micro-organismes dans la bouche, se normalise après l'arrêt du tabac. Un équilibre sain de la flore buccale protège contre les caries, les inflammations des gencives et la mauvaise haleine.

Implants dentaires

Le taux de réussite des implants dentaires augmente considérablement après l'arrêt du tabac. Fumer nuit à la cicatrisation des implants et augmente le risque d'infections et de complications.

Sensibilité à l'insuline

Une sensibilité à l'insuline accrue après l'arrêt du tabac améliore le contrôle de la glycémie et réduit le risque de complications telles que des lésions nerveuses et des problèmes cardiovasculaires.

Amélioration de la fonction des organes après l'arrêt du tabac

La capacité pulmonaire et la circulation s'améliorent considérablement

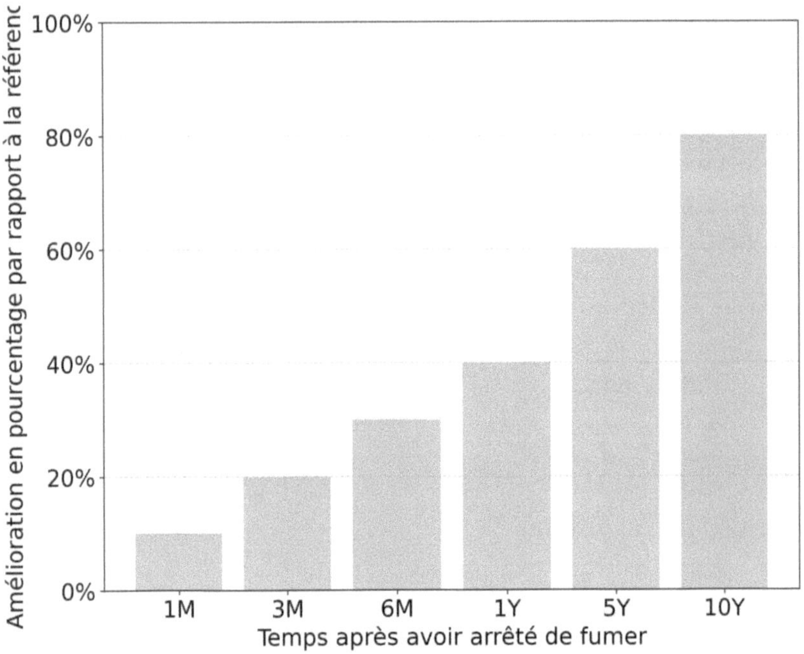

10Y: 10 ans

1Y: 1 an

5Y: 5 ans

1M: 1 mois

3M: 3 mois

6M: 6 mois

Ces données démontrent clairement l'impact positif de l'arrêt du tabac sur les fonctions organiques clés. La capacité pulmonaire et la circulation sanguine montrent des améliorations substantielles au cours des premiers mois. Alors que la régénération des cils prend plus de temps, la tendance vers une fonction rétablie est évidente. Dans l'ensemble, ces améliorations soulignent les avantages importants pour la santé associés à l'arrêt du tabac.

Amélioration de la qualité de vie

Avec l'arrêt du tabac, la qualité de vie s'améliore à de nombreux niveaux. Les années de vie gagnées ne sont pas seulement plus longues, mais aussi plus saines et plus actives [s26] [s27]. Ainsi, les anciens fumeurs peuvent à nouveau participer pleinement à la vie sociale, poursuivre leurs hobbies et passer du temps avec leur famille et leurs amis, sans être limités par un essoufflement ou des quintes de toux. La fonction pulmonaire améliorée permet de redécouvrir des activités telles que le sport ou les promenades avec plaisir. Ceux qui étaient auparavant essoufflés en montant les escaliers peuvent désormais gravir plusieurs étages sans effort [s27]. De plus, le risque d'événements cardiovasculaires graves tels que l'infarctus du myocarde ou l'accident vasculaire cérébral diminue considérablement, ce qui réduit la peur de ces maladies et contribue ainsi à une plus grande insouciance au quotidien [s28] [s27]. Même après un infarctus, l'abstinence tabagique augmente les chances de survie et améliore la qualité de vie liée à la santé [s28]. L'abandon du tabac a également un impact positif sur la situation financière. L'argent économisé peut être utilisé pour d'autres désirs, que ce soit pour des vacances, un nouveau hobby ou simplement pour plus de sécurité financière. De plus, le sens de l'odorat et du goût s'améliore, permettant de savourer à nouveau les repas de manière plus intense [s29]. Ainsi, l'arrêt du tabac est un investissement dans une vie plus longue, plus saine et plus épanouissante, avec une meilleure qualité de vie. Le soutien des proches et des amis peut également favoriser ce processus et renforcer la motivation [s26]. Des incitations financières, telles que des programmes de bonus des caisses d'assurance maladie, peuvent également offrir un coup de pouce supplémentaire à la motivation et ainsi soutenir l'abstinence à long terme [s30].

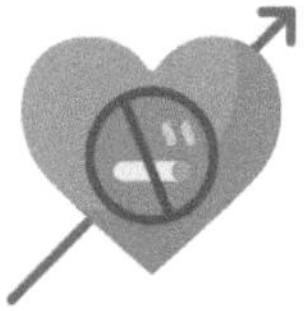

Bon à savoir

Abstinence tabagique

L'abandon permanent de la consommation de tabac sous toutes ses formes. Cela entraîne une amélioration significative de la santé et réduit le risque de nombreuses maladies.

Cardiovasculaire

Se réfère au cœur et aux vaisseaux sanguins. L'arrêt du tabac réduit le risque de maladies cardiovasculaires telles que l'infarctus du myocarde et l'accident vasculaire cérébral, contribuant ainsi à une espérance de vie plus longue et à une meilleure qualité de vie.

Amélioration de la qualité de vie après l'arrêt du tabac

Amélioration de la santé et de la qualité de vie

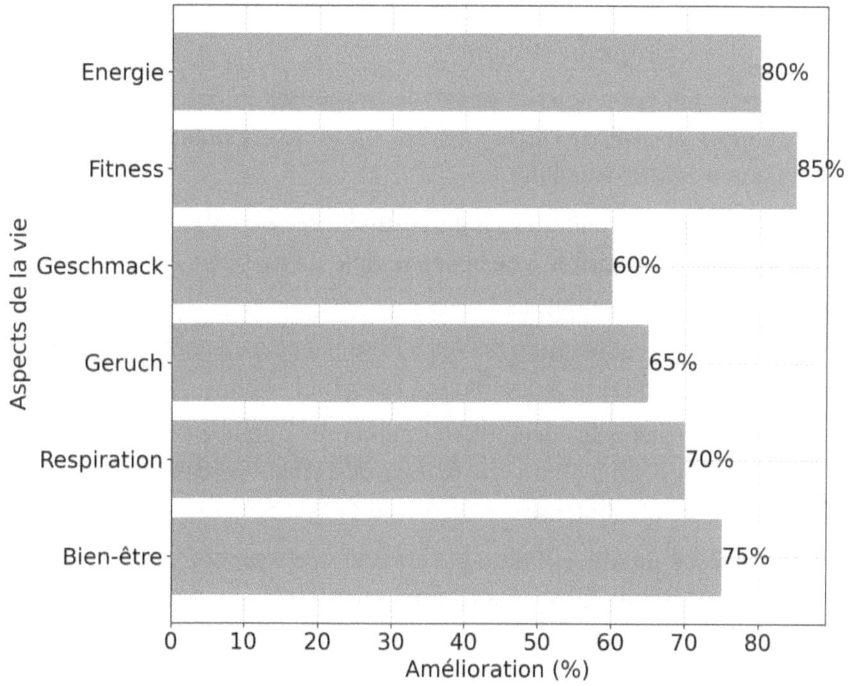

BIE: Bien-être

FIT: Fitness

ODO: Odorat

ENE: Energie

GOU: Goût

RES: Respiration

Le diagramme à barres visualise l'impact positif de l'arrêt du tabac sur différents aspects de la vie. La respiration s'améliore considérablement, suivie d'une augmentation de l'énergie et de la forme physique. Le goût et l'odorat sont également perçus plus intensément. Dans l'ensemble, l'arrêt du tabac entraîne une amélioration significative du bien-être.

Conseils concrets

- Planifiez consciemment des moments de plaisir qui stimulent vos sens de manière saine, comme l'odeur du pain fraîchement cuit ou le goût de fruits exotiques.
- Associez la régénération de vos poumons à la perception consciente de votre respiration : sentez comment vos poumons se déploient un peu plus à chaque inspiration.
- Augmentez votre activité physique par petites étapes pour ressentir les effets positifs de l'arrêt du tabac sur votre endurance et votre système cardiovasculaire.
- Profitez de la circulation sanguine améliorée de votre peau pour des rituels de soin : offrez-vous par exemple un massage bienfaisant avec des huiles essentielles.
- Soutenez la régénération de votre flore buccale en consommant des aliments probiotiques comme le yaourt ou le kéfir.
- Préparez-vous à des découvertes culinaires : goûtez de nouvelles épices et aliments dont vous pouvez désormais percevoir les arômes de manière plus intense.
- Fixez-vous un objectif de santé concret que vous souhaitez atteindre grâce à l'arrêt du tabac, par exemple participer à une course populaire.
- Célébrez vos succès dans l'arrêt du tabac en vous offrant quelque chose qui favorise votre santé et votre bien-être, comme une séance de sauna.
- Visualisez les effets positifs de l'arrêt du tabac sur vos organes : imaginez comment vos cellules sont inondées d'oxygène frais.

Révision - 1. Principes fondamentaux du sevrage tabagique

La décision d'arrêter de fumer est un pas significatif vers une vie plus saine. Le chemin vers la liberté du tabac peut sembler difficile, mais comprendre les mécanismes sous-jacents de la dépendance à la nicotine peut vous aider à relever ce défi avec succès. La nicotine affecte votre cerveau en activant le système de récompense, créant ainsi une sensation de satisfaction. Cet effet entraîne cependant une dépendance physique, qui se manifeste par des symptômes de sevrage désagréables lors de l'arrêt du tabac. Ces symptômes, tels que l'irritabilité, l'anxiété ou des difficultés de concentration, sont cependant temporaires et indiquent que votre corps se libère de la dépendance à la nicotine. Gardez à l'esprit que votre métabolisme est également influencé par le tabagisme. La nicotine interfère avec l'équilibre énergétique et la régulation de l'appétit, ce qui peut entraîner une prise de poids après l'arrêt du tabac. Cependant, avec une alimentation consciente et une activité physique régulière, vous pouvez contrer efficacement cette prise de poids.

Un aspect important du sevrage tabagique est de reconnaître vos habitudes de fumeur individuelles. Analysez dans quelles situations vous avez tendance à fumer : est-ce le café du matin, le stress au travail ou la convivialité du soir ? Tenez un journal de fumeur pour identifier vos déclencheurs personnels et développer des comportements alternatifs. Par exemple, si vous constatez que vous fumez dans des situations stressantes, vous pourriez apprendre des techniques de relaxation comme le yoga ou la méditation. Remplacez la cigarette après le repas par une courte promenade ou une conversation avec un ami. En brisant consciemment ces automatismes comportementaux, vous reprenez progressivement le contrôle de votre comportement de fumeur. N'oubliez pas que fumer remplit souvent aussi une fonction émotionnelle. Des exercices de pleine conscience peuvent vous aider à observer vos émotions et vos pensées de manière neutre, et ainsi à dissoudre le lien émotionnel avec la cigarette. Soyez indulgent avec vous-même si vous subissez un revers. Chaque tentative d'arrêt est un pas dans la bonne direction.

La régénération de votre corps commence immédiatement après la dernière cigarette. Votre fonction pulmonaire s'améliore, le risque de maladies cardiovasculaires diminue et votre sens de l'odorat et du goût revient. Ces changements positifs améliorent non seulement votre santé physique, mais aussi votre qualité de vie. Vous gagnez plus d'énergie pour le quotidien et les loisirs, vous pouvez à nouveau pratiquer des sports sans restriction et vous économisez également de l'argent. Le sevrage tabagique est un investissement dans votre avenir : une vie plus longue, plus saine et plus épanouissante vous attend. N'hésitez pas à demander de l'aide. Discuter avec votre médecin, bénéficier de conseils professionnels ou échanger dans des groupes de soutien peuvent vous aider à réussir votre chemin vers la liberté du tabac.

Le chemin vers la liberté du tabac est un voyage personnel qui nécessite du temps et de la patience. Concentrez-vous sur les changements positifs que vous avez déjà réalisés et célébrez vos succès. Chaque jour sans cigarette renforce votre santé et améliore votre qualité de vie. Vous avez la force d'atteindre cet objectif – croyez en vous !

2. Méthodes de sevrage tabagique

Pourquoi tant de personnes échouent-elles dans leur tentative d'arrêter de fumer ? Le chemin vers une vie sans tabac passe par différents parcours qui peuvent être combinés de manière individuelle. Des approches médicales classiques aux méthodes alternatives, un large éventail de possibilités est aujourd'hui à disposition. La science a fait d'énormes progrès ces dernières années dans la compréhension de la dépendance à la nicotine et a développé de nouvelles stratégies de sevrage efficaces. Dans ce chapitre, vous découvrirez quelle méthode est la mieux adaptée à votre chemin personnel vers l'abstinence tabagique.

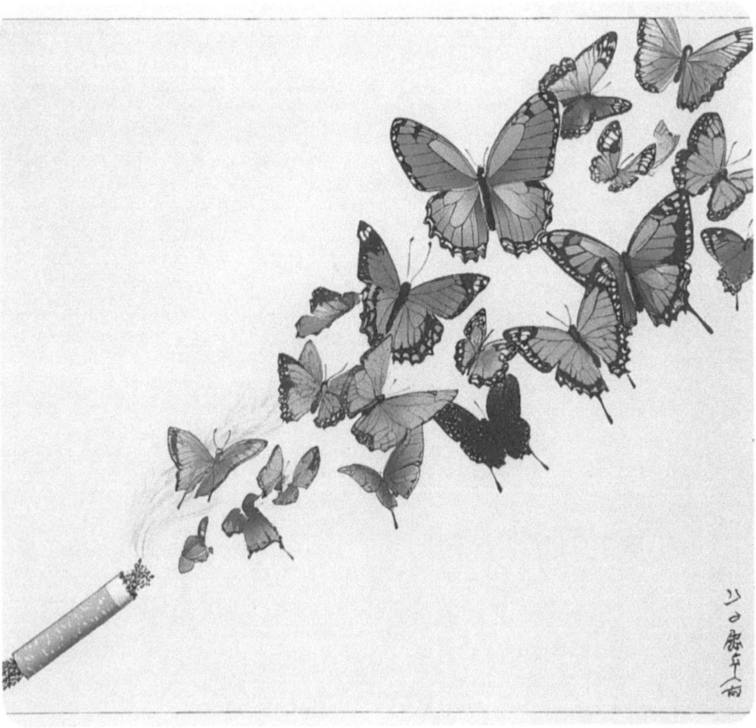

2. 1 Traitement médicamenteux

Les traitements médicamenteux offrent un soutien efficace pour le sevrage tabagique en atténuant les symptômes de sevrage physique et le désir de nicotine. Différents médicaments, y compris les substituts nicotiniques et les substances sur ordonnance, agissent de manière variée sur le système nerveux. En plus des bénéfices potentiels, certains médicaments comportent également des risques et des effets secondaires qui doivent être pris en compte individuellement. Découvrez dans ce chapitre quelles options médicamenteuses peuvent vous aider sur votre chemin vers une vie sans tabac.

La combinaison de l'arrêt du tabac médicamenteux (par exemple, thérapie de remplacement de la nicotine, médicaments sur ordonnance) avec des mesures de thérapie comportementale augmente considérablement les chances de succès.

Thérapie de substitution nicotinique

Thérapie de substitution nicotinique (NET) aide les fumeurs à arrêter de fumer en fournissant de la nicotine sans fumée de tabac [s31]. Elle atténue les symptômes de sevrage et le désir de nicotine en stimulant les mêmes récepteurs dans le cerveau que les cigarettes [s31]. NET est disponible sous différentes formes, telles que des patchs de nicotine, des gommes à mâcher, des pastilles, des sprays nasaux et des inhalateurs [s31]. Le choix de la forme appropriée dépend des préférences et des besoins individuels. Par exemple, un patch de nicotine libère continuellement de la nicotine tout au long de la journée, tandis que les gommes ou les pastilles peuvent être utilisées en cas de besoin urgent. La combinaison de NET avec thérapies comportementales augmente également les chances de succès [s31]. Des études montrent que les fumeurs recevant ce traitement combiné atteignent des taux d'abstinence plus élevés que ceux bénéficiant d'un soutien minimal [s31]. Des lignes directrices basées sur des preuves recommandent l'utilisation systématique de NET, en particulier chez les fumeurs fortement dépendants [s32]. Dans des cliniques spécialisées, des taux de réussite allant jusqu'à 40 % peuvent être atteints [s32]. L'efficacité de la NET peut varier en fonction de la forme de délivrance et des facteurs individuels [s33]. La prise en charge complète des produits NET en vente libre et sur ordonnance peut

également augmenter l'utilisation des services de sevrage tabagique, en particulier chez les personnes souffrant de troubles liés à l'usage de substances [s34]. Bien que les applications combinées de NET puissent initialement montrer des taux d'abstinence plus élevés, elles ne conduisent pas nécessairement à de meilleurs résultats à long terme que d'autres thérapies [s35]. La posologie standard de la NET n'est pas efficace pour tous les fumeurs [s36]. Par conséquent, des recherches sont en cours pour déterminer si un dosage personnalisé améliore les chances de succès [s36]. La pharmacogénétique examine également comment les variations génétiques influencent la réponse au traitement et comment celui-ci peut être individualisé [s37].

Bon à savoir

Lignes directrices basées sur des preuves

Les lignes directrices basées sur des preuves résument les connaissances scientifiques actuelles sur un sujet donné et fournissent des recommandations pour la pratique médicale. Elles servent de base aux décisions de traitement et visent à garantir la qualité des soins.

Thérapie de substitution nicotinique

La thérapie de substitution nicotinique atténue les symptômes de sevrage qui peuvent survenir lors de l'arrêt du tabac, tels que l'irritabilité, les difficultés de concentration et les troubles du sommeil. Elle aide à contrôler le désir de fumer et facilite ainsi la transition vers une vie sans tabac.

Thérapie comportementale

Les thérapies comportementales aident les fumeurs à modifier leurs habitudes et leurs schémas de comportement liés au tabagisme. Ils apprennent à identifier les déclencheurs du désir de fumer et à développer des stratégies d'adaptation alternatives pour ne pas céder à la cigarette dans des situations difficiles.

Part de marché des TSN

Répartition des produits TSN.

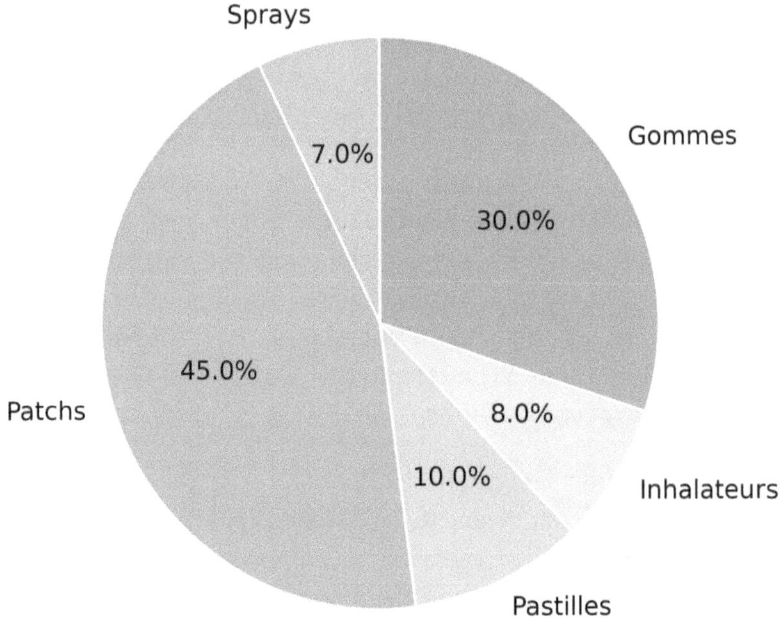

GOM: Gommes

PAS: Pastilles

SPR: Sprays

INH: Inhalateurs

PAT: Patchs

Les patchs représentent le segment le plus important du marché des TSN, suggérant une préférence pour leur commodité et leur administration régulière de nicotine. Les gommes détiennent une part importante, probablement attrayante pour ceux qui souhaitent un meilleur contrôle de leur consommation de nicotine. Les pastilles, les inhalateurs et les sprays détiennent des parts de marché plus faibles, probablement en raison de facteurs tels que le coût, l'efficacité ou les préférences des utilisateurs.

Médicaments sur ordonnance

Les médicaments sur ordonnance offrent aux fumeurs des options supplémentaires pour surmonter leur dépendance au tabac. En plus des médicaments de substitution nicotinique, il existe d'autres substances approuvées qui soutiennent le chemin vers l'arrêt du tabac. [s38] Certains de ces médicaments ont été initialement développés pour d'autres indications, mais se sont également révélés efficaces pour l'arrêt du tabac, atteignant une efficacité comparable à celle des thérapies de substitution nicotinique. [s38] Ils agissent en réduisant le désir de nicotine, augmentant ainsi la probabilité d'un arrêt réussi. Dans certaines études, ils ont même surpassé l'efficacité des thérapies de substitution nicotinique. [s38] En particulier pour les fumeurs souffrant de troubles mentaux, certains médicaments sur ordonnance peuvent être une option efficace. Des études montrent qu'une substance a obtenu des taux de réussite plus élevés dans ce groupe de patients par rapport à une autre méthode après deux ans, bien que le taux de prescription de cette substance soit plus faible. [s39] Il convient de noter que pour certains médicaments, comme un agoniste partiel des récepteurs nicotiniques α4β2, des changements de comportement, y compris des pensées suicidaires, ont été observés. [s40] Cependant, aucun lien de causalité confirmé n'existe entre la prise de médicaments et ces symptômes. [s40]

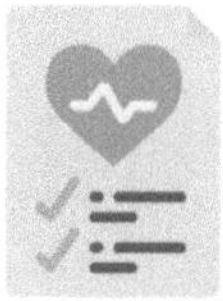

La combinaison de médicaments sur ordonnance avec des mesures de thérapie comportementale peut également augmenter les chances de succès. [s41] L'accès à ces médicaments peut cependant être entravé par divers facteurs, tels que des offres de traitement limitées dans certaines institutions ou des restrictions sur la couverture des coûts. [s42] Pour garantir un traitement optimal, il est donc conseillé de discuter des différentes options avec un médecin ou un autre professionnel qualifié, en tenant compte des besoins et des conditions individuels. Par exemple, le choix du médicament approprié peut être effectué en fonction des troubles mentaux existants, afin de maximiser l'efficacité de la thérapie et de minimiser les risques potentiels. [s39]

Bon à savoir

Médicaments de substitution nicotinique

Les médicaments de substitution nicotinique, tels que les patchs, les gommes ou les inhalateurs, fournissent de la nicotine à dose contrôlée pour atténuer les symptômes de sevrage et réduire le désir de cigarettes.

Mesures de thérapie comportementale

Les mesures de thérapie comportementale visent à modifier des comportements indésirables, comme le tabagisme. Elles comprennent des techniques telles que l'apprentissage de stratégies d'adaptation pour des situations à risque ou le développement de comportements de substitution.

Efficacité des médicaments pour l'arrêt du tabac

Comparaison des taux de réussite

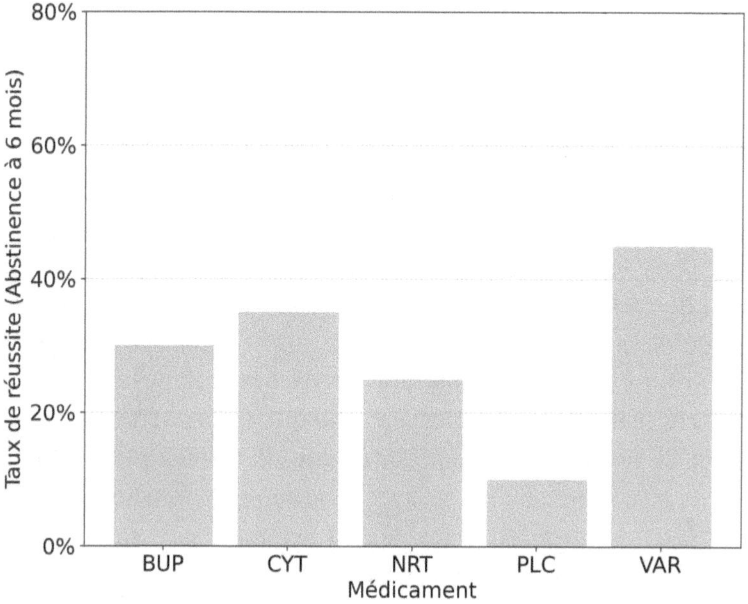

BUP: Bupropion

CYT: Cytisine

NRT: Thérapie de remplacement de la nicotine (combinée)

PLC: Placebo

VAR: Varénicline

Ce graphique compare visuellement l'efficacité relative de différents médicaments pour l'arrêt du tabac. Alors que la varénicline affiche le taux de réussite le plus élevé, le bupropion et la thérapie de remplacement de la nicotine (TRN) offrent également des améliorations significatives par rapport au placebo. Le choix du médicament doit être fait en consultation avec un professionnel de la santé, en tenant compte des facteurs individuels et des effets secondaires potentiels.

Alternatives à base de plantes

Les alternatives à base de plantes pour arrêter de fumer sont souvent discutées, mais leur efficacité n'est pas scientifiquement prouvée de manière concluante. Bien que certains préparations à base de plantes puissent avoir un effet apaisant ou anxiolytique, atténuant les symptômes de sevrage, il n'existe aucune étude démontrant une efficacité comparable à celle des thérapies médicamenteuses établies. Par exemple, le millepertuis ou la valériane peuvent aider à gérer le stress, mais ne remplacent pas l'effet ciblé des préparations de substitution nicotinique ou des médicaments sur ordonnance, qui agissent directement sur les récepteurs de la nicotine dans le cerveau. [s43] Les vaccins anti-nicotine, actuellement en cours de recherche, représentent une autre approche en empêchant la liaison de la nicotine à ces récepteurs. [s44] Ces vaccins pourraient jouer un rôle important dans la prévention des rechutes à l'avenir, mais ne sont pas encore disponibles en tant qu'option thérapeutique. Il est important de noter que les remèdes à base de plantes peuvent avoir des interactions avec d'autres médicaments. Par conséquent, les fumeurs qui envisagent des alternatives à base de plantes devraient absolument en discuter avec leur médecin, surtout s'ils prennent déjà d'autres médicaments ou souffrent de maladies préexistantes. [s43]

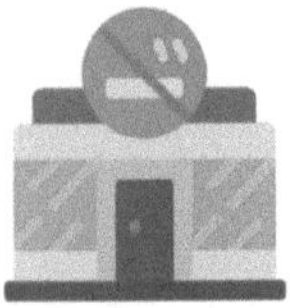

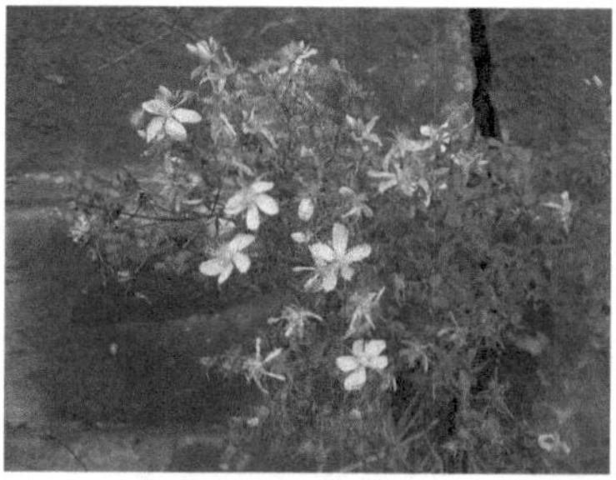

Millepertuis [i8]

Bon à savoir

Médicaments sur ordonnance

Les médicaments sur ordonnance, tels que le bupropion ou la varénicline, agissent de différentes manières dans le cerveau pour lutter contre la dépendance à la nicotine. Ils peuvent atténuer les symptômes de sevrage, réduire le désir de nicotine ou diminuer l'effet gratifiant du tabagisme.

Préparations de substitution nicotinique

Les préparations de substitution nicotinique, comme les patchs ou les gommes à la nicotine, libèrent de la nicotine de manière contrôlée pour atténuer les symptômes de sevrage et réduire le désir de cigarettes. Cependant, elles contiennent toujours de la nicotine et ne constituent donc pas une solution définitive à la dépendance.

Récepteurs de la nicotine

Les récepteurs de la nicotine sont des sites de liaison spécifiques dans le cerveau où la nicotine se fixe et exerce son effet addictif. Les médicaments peuvent bloquer ou stimuler ces récepteurs pour atténuer les symptômes de sevrage ou réduire le désir de nicotine.

Alternatives à base de plantes pour arrêter de fumer

Proportions de remèdes à base de plantes utilisés pour arrêter de fumer.

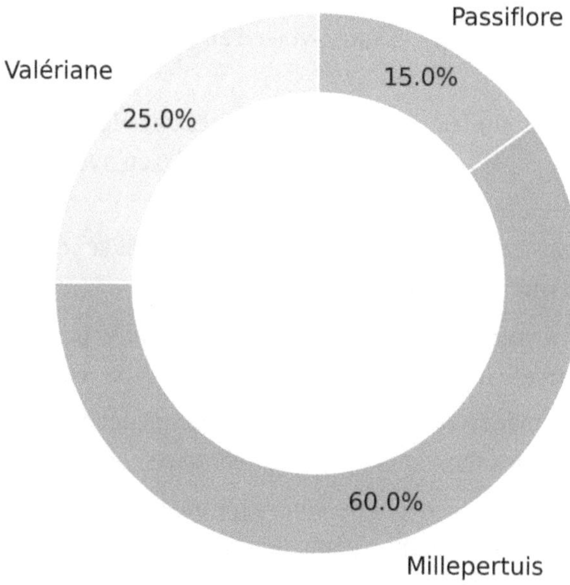

- MIL: Millepertuis
- PAS: Passiflore
- VAL: Valériane

Le millepertuis représente la plus grande partie des aides à base de plantes pour arrêter de fumer, ce qui suggère sa popularité parmi les utilisateurs. Alors que d'autres options comme la valériane et la passiflore sont également utilisées, leurs proportions plus faibles peuvent indiquer une efficacité moindre, une moins grande sensibilisation des fumeurs ou une préférence pour d'autres méthodes. Des recherches supplémentaires pourraient explorer les raisons de ces différences d'utilisation.

Conseils concrets

- Discutez avec votre médecin de la possibilité d'un dosage individuel de vos médicaments, qui dépasse les recommandations standard.
- Tenez un journal de vos envies et des effets des médicaments afin d'ajuster le traitement en collaboration avec votre médecin.
- Envisagez la combinaison de différentes approches médicamenteuses, mais assurez-vous d'en discuter au préalable avec votre médecin.
- Informez-vous sur les nouvelles recherches dans le domaine du sevrage tabagique médicamenteux et discutez-en avec votre médecin.
- N'hésitez pas à demander un second avis médical si vous n'êtes pas satisfait du traitement médicamenteux actuel.
- Demandez à votre médecin des mesures de soutien pour renforcer l'effet des médicaments, comme des techniques de relaxation.
- Prenez des rendez-vous réguliers avec votre médecin pour suivre l'évolution du traitement et ajuster la thérapie si nécessaire.
- Demandez à votre médecin de vous expliquer en détail le fonctionnement des médicaments prescrits afin de favoriser votre acceptation et votre coopération.
- Parlez ouvertement avec votre médecin des effets secondaires possibles des médicaments et développez ensemble des stratégies pour y faire face.
- Documentez vos expériences avec le traitement médicamenteux pour suivre vos progrès et renforcer votre motivation.

2. 2 Approches thérapeutiques

Cette section examine les approches thérapeutiques pour le sevrage tabagique. Le défi consiste à surmonter à la fois la dépendance physique à la nicotine et les habitudes psychologiques. Différentes formes de thérapie offrent des stratégies pour identifier les déclencheurs du désir de fumer, apprendre des mécanismes d'adaptation alternatifs et renforcer la motivation à l'abstinence. Découvrez ci-dessous quelle méthode thérapeutique vous convient le mieux.

> *Un sevrage tabagique réussi nécessite souvent une approche multidisciplinaire qui combine différentes formes de thérapie pour traiter à la fois la dépendance physique et psychologique.*

Mesures de thérapie comportementale

Les mesures de thérapie comportementale offrent une série de stratégies pour arrêter de fumer. Ces stratégies aident à modifier les pensées et les comportements associés au tabagisme. Par exemple, la thérapie cognitivo-comportementale (TCC) implique l'identification des déclencheurs du désir de fumer et l'apprentissage de stratégies d'adaptation pour ne pas fumer dans ces situations [s45]. Un fumeur pourrait, par exemple, constater que le stress est un déclencheur fréquent. Grâce à la TCC, il apprend à mieux gérer les situations stressantes, par exemple en utilisant des techniques de relaxation ou des stratégies de résolution de problèmes, au lieu de se tourner vers la cigarette. Une autre approche est l'Entretien motivationnel. Ici, la motivation du fumeur à arrêter est renforcée en pesant le pour et le contre du tabagisme et en activant ses propres ressources [s45]. Les traitements basés sur la pleine conscience favorisent la prise de conscience des pensées et des émotions sans y réagir [s45]. Cela permet au fumeur d'apprendre à accepter le désir de cigarettes comme une sensation temporaire, sans avoir à y céder. La gestion des contingences est une autre mesure de thérapie comportementale qui utilise le renforcement positif pour promouvoir l'abstinence de fumer [s46]. La combinaison de la thérapie comportementale avec un soutien médicamenteux peut également augmenter les chances de succès [s47]. Ainsi, les substituts nicotiniques ou d'autres médicaments peuvent atténuer les symptômes de sevrage physique, tandis que la thérapie comportementale s'attaque à la dépendance psychologique. Le soutien peut se faire de différentes manières : en personne, par téléphone, par SMS ou en ligne [s47]. En particulier pour les jeunes de 14 à 20 ans, le développement d'interventions comportementales spécifiques est encouragé [s46]. Des programmes adaptés existent également pour certains groupes de population, comme les femmes enceintes ou les membres de minorités ethniques [s46].

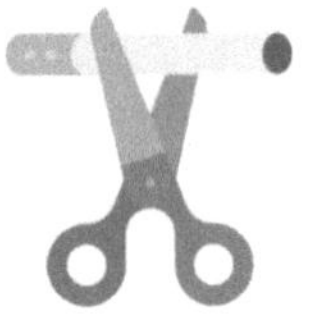

Pour les femmes enceintes, la combinaison d'incitations et de thérapie comportementale s'est révélée particulièrement efficace [s45]. Les interventions basées sur la technologie, telles que les applications ou les programmes en ligne, offrent une possibilité supplémentaire de soutenir l'arrêt du tabac et d'augmenter les chances de succès [s45].

Bon à savoir

Entretien motivationnel

Une méthode de conseil qui renforce l'automotivation du patient à arrêter de fumer. Le thérapeute aide le patient à trouver ses propres raisons de changement et à développer des solutions.

Interventions

Mesures et programmes ciblés conçus pour aider les personnes à arrêter de fumer. Ils peuvent inclure diverses approches thérapeutiques, médicaments et systèmes de soutien.

Gestion des contingences

Une méthode qui utilise le renforcement positif pour récompenser l'abstinence de fumer. Les récompenses pour les périodes sans tabac augmentent la motivation au changement de comportement.

Thérapie cognitivo-comportementale

Une forme de thérapie qui vise à identifier et à modifier les schémas de pensée et les comportements négatifs associés au tabagisme. Elle aide à développer de nouvelles stratégies d'adaptation face au désir de fumer et à éviter les rechutes.

Traitements basés sur la pleine conscience

Les exercices de pleine conscience aident les fumeurs à prendre conscience de leurs pensées, émotions et sensations corporelles liées au désir de fumer, sans juger ni réagir. Cela peut contribuer à contrôler le désir et à réduire l'envie de fumer.

Efficacité des thérapies de sevrage tabagique

Efficacité et coût de différentes thérapies de sevrage tabagique.

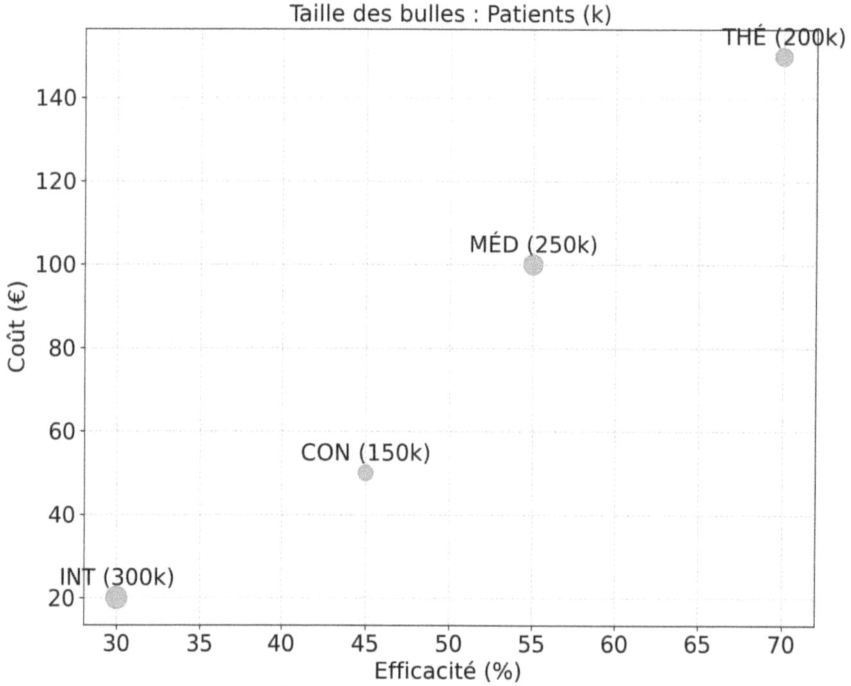

Blasengröße: Patients (k)

CON: Conseils

INT: Intervention brève

MÉD: Médicaments

THÉ: Thérapie combinée

La thérapie combinée (conseils et médicaments) semble être l'approche la plus efficace, bien qu'elle ait également le coût le plus élevé. Bien que les conseils individuels montrent une efficacité modérée, leur coût est relativement faible. Les médicaments seuls offrent un équilibre entre coût et efficacité, et les interventions brèves, bien que moins efficaces, sont l'option la plus rentable.

Procédures neurothérapeutiques

Les procédures neurothérapeutiques prennent de plus en plus d'importance dans le traitement de la dépendance au tabac. Ces approches visent les mécanismes neuronaux sous-jacents à l'addiction. Par exemple, le cannabidiol (CBD) pourrait influencer la perception des envies de fumer en agissant sur les processus neurocognitifs [s48]. La normalisation de l'anandamide par l'inhibition de la fatty acid amide hydrolase (FAAH) pourrait jouer un rôle [s48]. En plus du traitement médicamenteux, des interventions psychothérapeutiques spécifiques peuvent également influencer les processus neuronaux. Les achtsamkeitsbasierte_behandlungen offrent une alternative aux thérapies de groupe traditionnelles, avec des taux de succès comparables en matière d'abstinence à long terme [s49]. La prise de conscience des émotions et des pensées déclencheuses de l'addiction, sans y céder, peut modifier les connexions neuronales qui contrôlent le désir de fumer. L'efficacité des traitements basés sur la pleine conscience pourrait être optimisée à l'avenir par des ajustements ciblés aux groupes de personnes spécifiques [s49]. Un autre aspect important est la sensibilité à l'anxiété, qui augmente le risque de rechute, en particulier dans les premières semaines

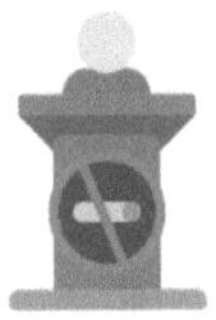

d'abstinence [s50]. Par conséquent, les fumeurs ayant une forte sensibilité à l'anxiété pourraient bénéficier de traitements spécialisés qui enseignent des stratégies de gestion de l'anxiété [s50]. Pour le développement de nouveaux médicaments pour l'arrêt du tabac, des méthodes de test efficaces ont été mises au point pour accélérer l'identification de substances actives [s51]. Ces méthodes prennent en compte la motivation intrinsèque des participants, c'est-à-dire le désir d'arrêter de fumer pour des raisons personnelles [s51]. Les découvertes de la recherche neurothérapeutique contribuent à améliorer continuellement les approches de traitement et à les adapter aux besoins des personnes concernées.

Fatty acid amide hydrolase (FAAH)

La fatty acid amide hydrolase est une enzyme qui dégrade l'anandamide. En inhibant cette enzyme, la concentration d'anandamide dans le cerveau peut être augmentée, ce qui pourrait contribuer à réduire le désir de fumer.

Motivation intrinsèque

La motivation intrinsèque décrit le désir d'effectuer une action par propre initiative et intérêt, par opposition à la motivation extrinsèque, qui est guidée par des incitations externes. Dans l'arrêt du tabac, la motivation intrinsèque est un facteur important pour le succès.

Procédures neurothérapeutiques

Les procédures neurothérapeutiques utilisent des connaissances sur le fonctionnement du cerveau pour traiter la dépendance au tabac. Elles combinent souvent des approches médicamenteuses et psychothérapeutiques pour influencer les processus neuronaux qui régulent le comportement addictif.

Processus neurocognitifs

Les processus neurocognitifs décrivent les opérations dans le cerveau liées à la perception, à la pensée, à l'apprentissage et à la mémoire. Dans la dépendance au tabac, ces processus sont altérés et contribuent au comportement addictif.

Taux de réussite de l'arrêt du tabac par neurothérapie

Taux de réussite de différentes interventions neurothérapeutiques pour l'arrêt du tabac au fil du temps.

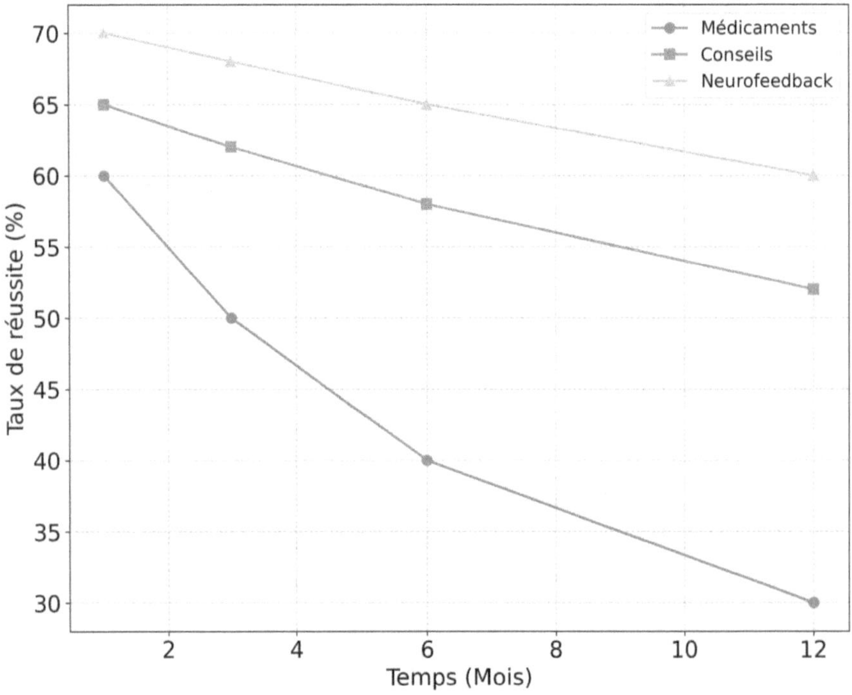

Bien que toutes les interventions montrent un certain succès initial, le neurofeedback démontre un taux de réussite plus élevé et soutenu à long terme par rapport aux autres méthodes, suggérant son potentiel pour un arrêt durable du tabac.

Hypnothérapie

L'hypnothérapie offre une autre approche pour arrêter de fumer. Elle utilise des suggestions dans un état de transe hypnotique pour influencer le comportement de fumer. Différentes techniques peuvent être utilisées, comme la suggestion directe, où le client est amené à croire, dans un état de transe, qu'il n'a plus envie de cigarettes ou que fumer ne lui plaît plus. Une autre méthode est la suggestion indirecte, qui vise à établir de nouveaux schémas de pensée et de comportement à l'aide de métaphores et d'histoires. Par exemple, on pourrait raconter au client l'histoire d'un arbre qui perd ses vieilles feuilles flétries (les cigarettes) pour faire place à de nouvelles pousses saines. L'hypnose peut également aider à identifier les causes du comportement de fumer et à développer des stratégies d'adaptation alternatives. Un fumeur qui, par exemple, se tourne vers la cigarette en situation de stress pourrait apprendre par l'hypnose à gérer le stress différemment, réduisant ainsi son besoin de nicotine. L'efficacité de l'hypnothérapie dépend notamment de la suggestibilité individuelle du client.

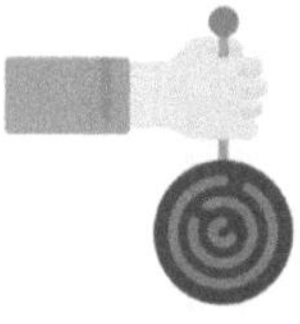

[s52] Tout comme les interventions basées sur la pleine conscience, l'hypnose peut également être utile pour redevenir abstinent après une rechute. [s52] La combinaison de l'hypnose avec d'autres formes de thérapie peut également augmenter les chances de succès.

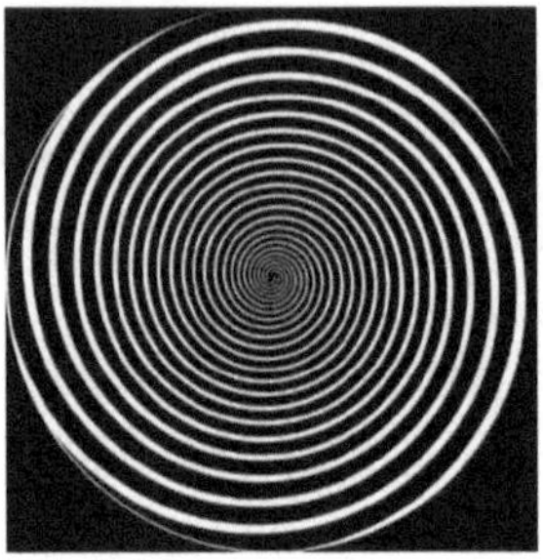

Hypnose [i9]

Bon à savoir

Abstinent

Être abstinent de la consommation de substances addictives, dans ce cas le tabac. L'abstinence est l'objectif de l'arrêt du tabac.

Transe hypnotique

Un état de profonde relaxation et de concentration, dans lequel la suggestibilité est accrue et les changements positifs de comportement peuvent être facilités. Dans le cadre de l'arrêt du tabac, des suggestions peuvent être utilisées pour réduire le désir de fumer ou développer des aversions aux cigarettes.

Interventions basées sur la pleine conscience

Exercices et techniques qui favorisent la pleine conscience pour affiner la conscience du désir de fumer et des émotions qui y sont associées. Cela peut aider les fumeurs à mieux contrôler leurs réactions face au désir et à prévenir les rechutes.

Taux de réussite de l'hypnose

Taux de réussite du sevrage tabagique

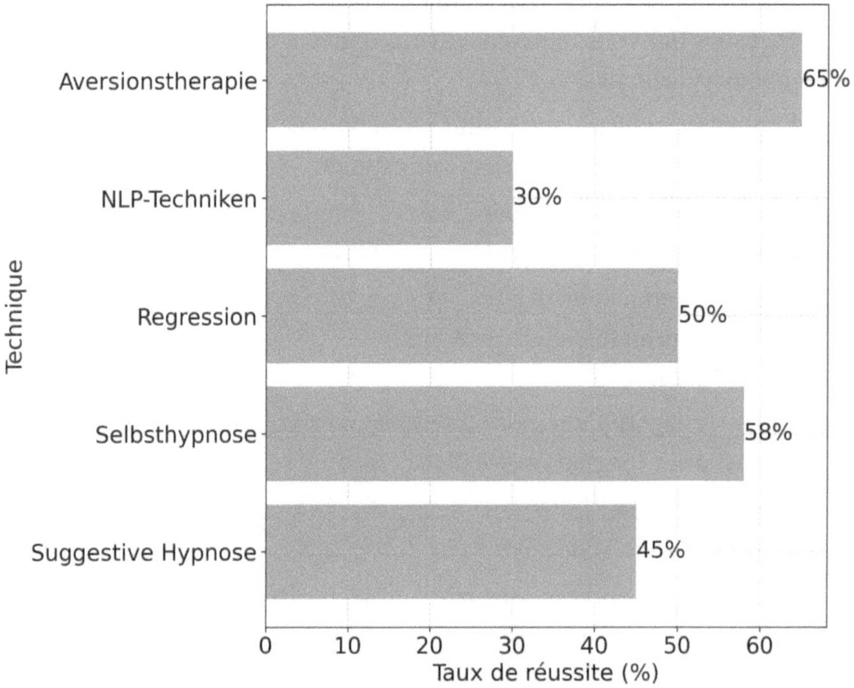

AVE: Aversionstherapie

NLP: Techniques PNL

REG: Régression

SEL: Auto-hypnose

SUG: Hypnose suggestive

Les taux de réussite varient considérablement selon la technique d'hypnose utilisée. L'hypnose suggestive montre le taux de réussite le plus élevé, tandis que l'auto-hypnose se situe au bas de l'échelle. Cela suggère que l'interaction directe avec un thérapeute est plus prometteuse pour beaucoup.

Conseils concrets

- Associez votre projet d'arrêt du tabac à un autre objectif important, comme un défi sportif.
- Développez un symbole personnel pour votre liberté de fumer et portez-le avec vous pour rester conscient de votre décision.
- Utilisez la puissance de la musique : créez une playlist avec des chansons qui vous motivent et vous donnent de la force dans les moments difficiles.
- Écrivez une lettre à votre futur vous, libre de tabac, dans laquelle vous formulez vos attentes et vos espoirs.
- Transformez vos anciennes pauses cigarette en rituels de plaisir conscients : buvez une tasse de thé ou savourez un morceau de fruit.
- Intégrez le mouvement dans votre quotidien, par exemple en prenant les escaliers au lieu de l'ascenseur ou en faisant de courtes promenades.
- Créez un espace de retrait où vous pouvez vous détendre et recharger vos batteries lorsque l'envie d'une cigarette se fait sentir.
- Apprenez à gérer les revers : considérez-les comme une partie du processus et ne vous laissez pas décourager.
- Célébrez vos journées sans tabac en vous offrant de petites récompenses qui n'ont rien à voir avec la nourriture ou les boissons.
- Développez un kit d'urgence pour les attaques de désir aigu, contenant par exemple des chewing-gums, une balle anti-stress ou une lampe à parfum.
- Visualisez la nicotine comme un corps étranger quittant votre corps et imaginez-vous devenir de plus en plus fort et en meilleure santé.

2. 3 Méthodes de médecine naturelle

Les méthodes de médecine naturelle offrent un soutien supplémentaire aux fumeurs sur le chemin de la liberté du tabac. L'acupuncture, les techniques de relaxation et des méthodes telles que l'hypnothérapie visent à soulager les symptômes de sevrage et à réduire le désir de nicotine. Cependant, l'efficacité de ces méthodes est évaluée de manière variable et devrait être considérée dans le cadre d'un programme de sevrage complet. Découvrez dans ce chapitre les différentes options et trouvez l'approche qui vous convient pour un avenir sans tabac.

Les méthodes de médecine naturelle pour le sevrage tabagique, telles que l'acupuncture et les techniques de relaxation, devraient être considérées comme un soutien complémentaire et non comme une solution unique, et intégrées dans un programme de sevrage complet.

Acupuncture pour le sevrage

L'acupuncture est souvent utilisée comme thérapie complémentaire pour l'arrêt du tabac, visant à atténuer les symptômes de sevrage et à réduire le désir de nicotine [s53] [s54] [s55]. La stimulation de certains points du corps, généralement sur le pavillon de l'oreille (acupuncture auriculaire), est censée stimuler la libération d'endorphines, de dopamine et de sérotonine [s55]. Ces neurotransmitter influencent notamment l'humeur, la perception de la douleur et le système de récompense dans le cerveau, qui est activé par la nicotine. Ainsi, l'acupuncture pourrait aider à atténuer les symptômes associés au sevrage de la nicotine, tels que l'anxiété, l'irritabilité et les troubles du sommeil. Cependant, les études sur l'efficacité de l'acupuncture pour l'arrêt du tabac sont variées [s53] [s56]. Alors que certaines études montrent un effet positif à court terme par rapport à un placebo ou à une acupuncture factice, ces résultats n'ont pas pu être confirmés à long terme [s53]. L'acupuncture semble moins efficace que les thérapies de remplacement de la nicotine ou les interventions psychologiques [s53]. De plus, la combinaison avec d'autres thérapies, comme la médecine traditionnelle chinoise (MTC), a montré dans certaines études une efficacité améliorée, bien que la qualité méthodologique de nombreuses études soit jugée faible [s57]. Une

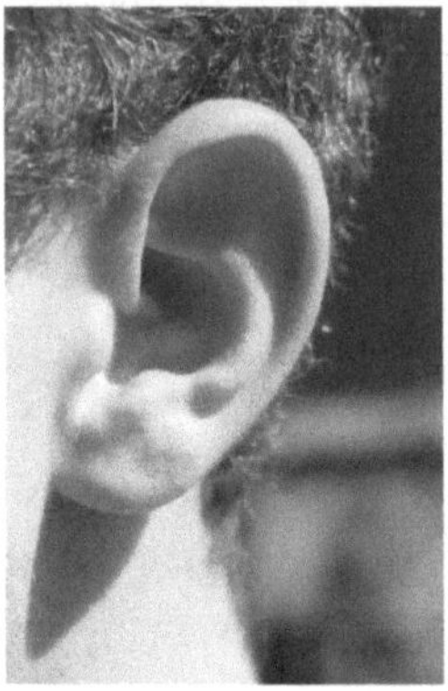

pavillon de l'oreille [i10]

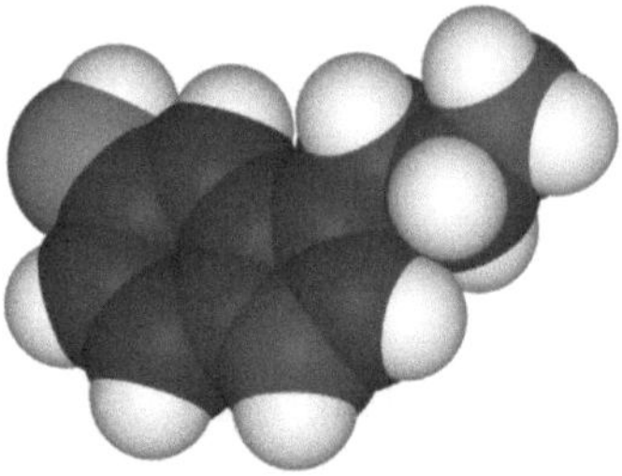

Sérotonine [i11]

étude a révélé que le taux d'abstinence des interventions MTC était plus élevé par rapport au placebo, en particulier entre 6 mois et un an [s57]. Néanmoins, les fumeurs envisageant l'acupuncture devraient avoir des attentes réalistes et considérer cette méthode comme un soutien supplémentaire dans le cadre d'un programme de sevrage complet, et non comme une solution unique. Comparez cela à la physiothérapie après une blessure : elle peut soutenir la guérison, mais ne remplace pas nécessairement d'autres mesures nécessaires. Les résultats des traitements dans les groupes ayant reçu des traitements alternatifs étaient significativement plus faibles dans certaines études [s58]. Aucun effet secondaire grave n'a été rapporté en lien avec l'acupuncture [s57].

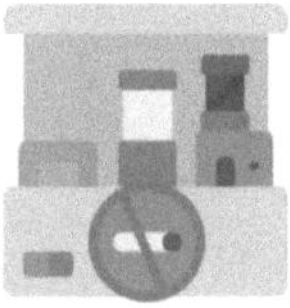

Bon à savoir

Acupuncture auriculaire

Dans l'acupuncture auriculaire, les aiguilles d'acupuncture sont placées uniquement à des points spécifiques du pavillon de l'oreille. Ces points sont censés correspondre à différents organes et fonctions du corps et peuvent être utilisés de manière ciblée pour traiter des problèmes tels que le sevrage de la nicotine.

Acupuncture factice

L'acupuncture factice est une forme de placebo où les aiguilles sont placées soit à des points d'acupuncture incorrects, soit seulement en surface, sans stimuler les terminaisons nerveuses correspondantes. Elle est utilisée dans les études comme méthode de comparaison avec l'acupuncture réelle.

Taux d'abstinence

Le taux d'abstinence indique le pourcentage de personnes qui restent abstinentes, c'est-à-dire qui ne consomment pas une substance comme la nicotine, après une certaine période (par exemple, 6 mois ou 1 an).

Acupuncture pour l'arrêt du tabac : taux de réussite

Comparaison des taux de réussite entre différents points d'acupuncture pour l'arrêt du tabac.

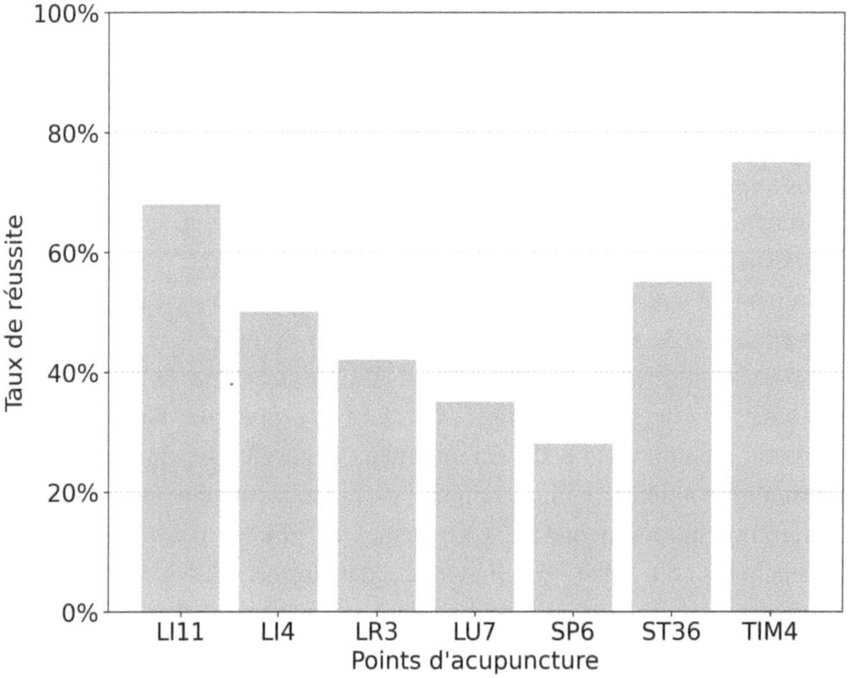

LI11: Quchi (LI11)

LI4: Hegu (LI4)

LR3: Taichong (LR3)

LU7: Lieque (LU7)

SP6: Sanyinjiao (SP6)

ST36: Zusanli (ST36)

TIM4: Yangxi (TE5)

Bien que les résultats individuels puissent varier, ces données suggèrent que certains points d'acupuncture (par exemple, « TIM4 » et « LI11 ») présentent des taux de réussite plus élevés pour l'arrêt du tabac que d'autres. Cela pourrait indiquer que ces points sont plus efficaces pour traiter la dépendance à la nicotine ou qu'ils sont plus fréquemment utilisés par des praticiens expérimentés. Des recherches supplémentaires sont nécessaires pour déterminer les mécanismes précis et les protocoles de traitement optimaux.

Techniques de relaxation

Les techniques de relaxation peuvent être des outils précieux dans le processus de sevrage tabagique, en aidant à gérer les symptômes physiques et psychologiques liés au sevrage de la nicotine. Les méthodes basées sur la pleine conscience semblent particulièrement efficaces. La méditation de pleine conscience vise à diriger l'attention vers le moment présent, sans évaluer les pensées et les émotions qui surgissent. Cela peut modifier la perception des symptômes de sevrage, tels que l'agitation ou un fort désir de cigarettes, sans que la personne concernée ne tombe dans un cycle de pensées et d'émotions négatives [s59] [s60]. Des effets similaires sont également obtenus par le yoga. La combinaison d'exercices physiques, de techniques de respiration et de méditation favorise non seulement la santé physique, mais peut également réduire le stress et ainsi contrer les tensions liées au sevrage [s61]. Une pratique régulière peut améliorer la conscience de soi et mieux contrôler les impulsions qui pourraient conduire à une rechute [s61]. En complément, la thérapie cognitivo-comportementale (TCC) peut être utilisée pour identifier les déclencheurs du désir de fumer et développer des comportements alternatifs [s59]. Un exemple serait de réaliser un exercice de respiration court dans des situations de stress qui conduisaient auparavant à prendre une cigarette. L'hypnothérapie et la thérapie d'acceptation et d'engagement (ACT) sont d'autres méthodes qui trouvent leur application dans le contexte du sevrage tabagique [s62] [s60]. Alors que l'hypnothérapie tente d'influencer des processus inconscients, l'ACT aide le patient à accepter des émotions et des pensées difficiles, sans se laisser submerger par elles. Bien que les études sur l'efficacité de ces méthodes soient inégales, elles peuvent représenter un complément utile pour certaines personnes. Ainsi, les techniques de relaxation peuvent être intégrées dans un programme de sevrage complet pour augmenter

les chances de succès. Il est important que la méthode choisie corresponde aux besoins et aux préférences individuels.

Bon à savoir

Thérapie d'acceptation et d'engagement

La thérapie d'acceptation et d'engagement aide à accepter des émotions et des pensées difficiles liées au sevrage tabagique, plutôt que de lutter contre elles. On apprend à se concentrer sur ses valeurs et à orienter son comportement en conséquence.

Méditation de pleine conscience

Dans la méditation de pleine conscience, on se concentre sur l'ici et maintenant. On prête attention à ses pensées, émotions et sensations corporelles, sans les évaluer. Cela peut aider à réduire le désir de cigarettes et à mieux gérer les symptômes de sevrage.

Hypnothérapie

L'hypnothérapie utilise l'hypnose pour influencer des processus inconscients qui régulent le comportement tabagique. Elle peut renforcer la motivation à arrêter de fumer et réduire le désir de cigarettes.

Techniques de relaxation pour l'arrêt du tabac

Répartition des méthodes de relaxation utilisées pour l'arrêt du tabac.

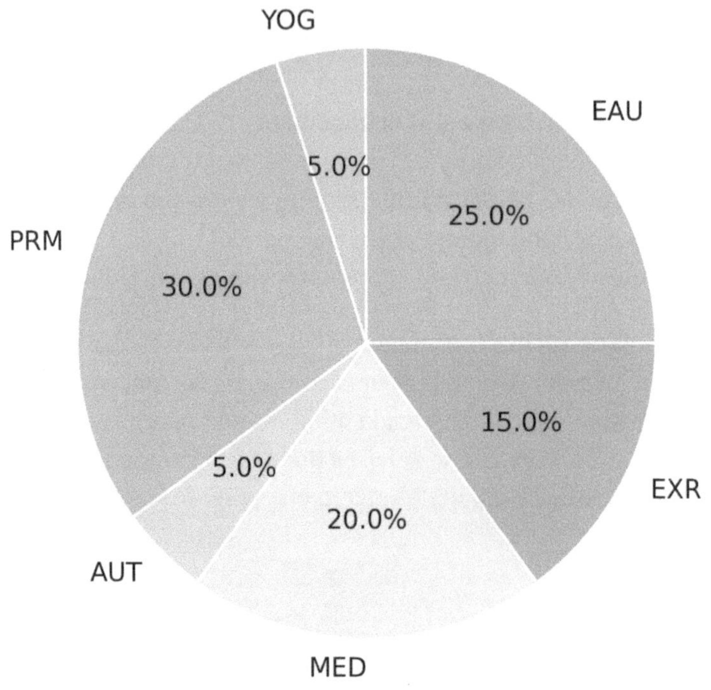

AUT: Entraînement autogène

EAU: Entraînement autogène

EXR: Exercices de respiration

MED: Méditation pleine conscience

PRM: Relaxation musculaire progressive

YOG: Yoga et Tai Chi

La relaxation musculaire progressive et l'entraînement autogène représentent la plus grande partie des techniques utilisées, ce qui suggère une préférence pour la relaxation structurée axée sur le corps. La méditation pleine conscience et les exercices de respiration occupent également une part importante, indiquant l'importance de la conscience du moment présent et du contrôle de la respiration dans la gestion des envies. Bien que d'autres techniques comme le yoga et le tai-chi contribuent, leur représentation plus faible peut indiquer une accessibilité ou un attrait moindre pour ce groupe spécifique.

Conseils concrets

- Intégrez la Médecine Traditionnelle Chinoise (MTC) de manière holistique : tenez compte, en plus de l'acupuncture, de la phytothérapie et de la nutrition selon les cinq éléments.
- Élaborez un plan de tisanes personnalisé avec des herbes apaisantes et équilibrantes telles que la mélisse, la valériane ou la passiflore.
- Exploitez la puissance de l'aromathérapie : utilisez des huiles essentielles comme la menthe poivrée ou le citron pour réduire l'envie de fumer.
- Découvrez les bienfaits des massages des zones réflexes des pieds : stimulez les points liés au système nerveux et à la détoxification.
- Apprenez une technique de respiration issue du yoga (Pranayama) et appliquez-la spécifiquement lors des moments de désir.
- Renforcez votre énergie vitale (Qi) grâce à des exercices de Qigong : des mouvements doux et une respiration consciente favorisent l'équilibre intérieur.
- Essayez la thérapie par les fleurs de Bach : trouvez les essences florales adaptées à vos besoins émotionnels individuels.
- Découvrez le pouvoir de l'auto-guérison par le Reiki : le travail énergétique peut libérer des blocages et renforcer votre auto-régulation.
- Appliquez le massage par ventouses pour favoriser la circulation sanguine et aider le corps à se détoxifier.
- Profitez des vertus curatives de la nature : préparez un mélange d'herbes personnalisé pour un bain relaxant.

Révision - 2. Méthodes de sevrage tabagique

Le chemin vers l'abstinence de la cigarette est individuel et nécessite une stratégie adaptée à vos besoins et habitudes personnels. Différentes méthodes offrent un soutien, allant des thérapies de substitution nicotinique, qui atténuent les symptômes de sevrage physique, aux approches comportementales qui vous aident à gérer l'envie de fumer, en passant par des techniques alternatives telles que l'acupuncture ou les techniques de relaxation. Le choix de la méthode appropriée dépend de facteurs tels que le degré de votre dépendance à la nicotine, votre état mental et vos préférences personnelles. Une première étape importante est l'auto-réflexion honnête : quelles sont vos habitudes de consommation de tabac, quelles situations déclenchent votre envie et quels besoins émotionnels essayez-vous de satisfaire en fumant ?

Les produits de substitution nicotinique tels que les patchs, les gommes à mâcher ou les pastilles peuvent vous aider à traverser les premiers jours et semaines de sevrage en atténuant le sevrage physique. En complément, vous devriez envisager des stratégies comportementales. Identifiez vos déclencheurs personnels de consommation, tels que le stress, l'ennui ou les situations sociales, et développez des comportements alternatifs. Au lieu de prendre une cigarette, vous pourriez faire une promenade, lire un livre ou rencontrer des amis. Des exercices de pleine conscience peuvent vous aider à percevoir et à accepter l'envie de fumer de manière plus consciente, sans céder à celle-ci. Visualisez votre vie sans tabac et concentrez-vous sur les aspects positifs de l'abstinence, tels qu'une meilleure santé, plus d'énergie et des économies financières.

Des médicaments sur ordonnance peuvent être une autre option, surtout si vous êtes fortement dépendant à la nicotine ou si vous souffrez de troubles mentaux concomitants. Discutez des différentes options avec votre médecin pour trouver le traitement le plus adapté à votre situation. Des méthodes alternatives comme l'acupuncture ou l'hypnothérapie peuvent également être bénéfiques en favorisant la relaxation et en réduisant l'envie de fumer. Cependant, gardez à l'esprit que les preuves scientifiques pour ces méthodes sont moins solides que pour les méthodes établies. Intégrez des techniques de relaxation telles que le yoga, la méditation ou la relaxation musculaire progressive dans votre quotidien pour réduire le stress et renforcer votre résistance à l'envie de fumer.

Le sevrage tabagique est un processus qui demande du temps, de la patience et de la persévérance. Les revers font partie du parcours et ne devraient pas vous décourager. Analysez la situation qui a conduit à la rechute, apprenez-en et ajustez votre stratégie si nécessaire. Cherchez du soutien auprès d'amis, de la famille ou de groupes de soutien. N'hésitez pas à demander de l'aide professionnelle si vous ne parvenez pas à avancer seul. Le chemin vers l'abstinence de la cigarette peut être difficile, mais il en vaut la peine. Investissez dans votre santé et votre bien-être – vous ne le regretterez pas !

3. Vivre sans tabac au quotidien

Comment les gens maîtrisent-ils leur quotidien après avoir tourné le dos aux cigarettes ? Le chemin vers une vie sans tabac passe par de nombreuses situations quotidiennes qui étaient autrefois étroitement liées au tabagisme. Non seulement les habitudes personnelles jouent un rôle, mais aussi le comportement de la famille, des amis et des collègues. Avec les bonnes stratégies, ces obstacles apparents se transforment en opportunités pour un nouveau départ sain. Dans ce chapitre, vous découvrirez comment réorganiser votre vie étape par étape - et devenir plus fort que vous ne le pensez.

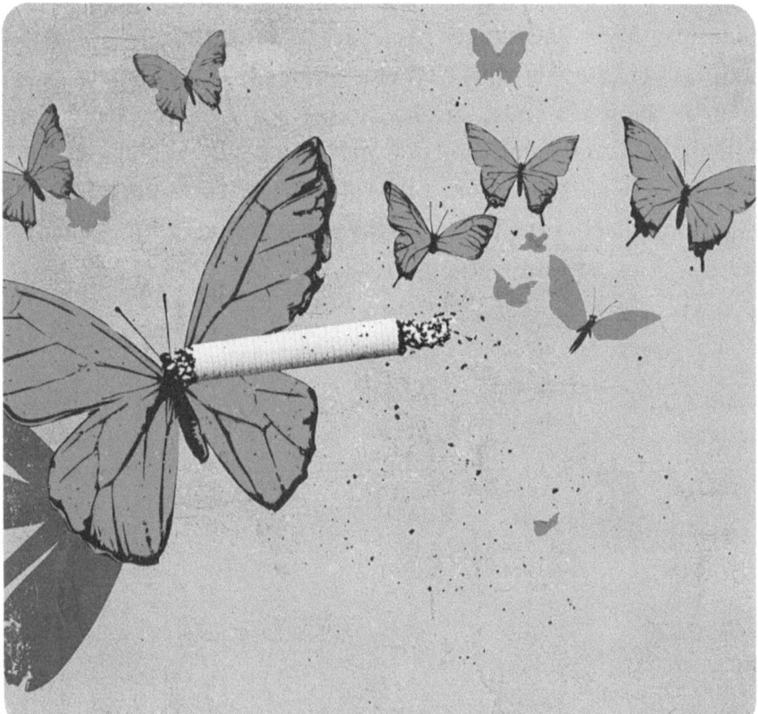

3. 1 Stratégies d'adaptation

La vie quotidienne pose de nombreux défis aux anciens fumeurs. Le stress, les habitudes et les situations sociales peuvent raviver le désir de cigarettes. Des stratégies de coping efficaces sont donc essentielles pour une abstinence durable. Cette section vous propose des méthodes pratiques pour surmonter ces obstacles et prévenir les rechutes. Découvrez comment vous pouvez vivre sans tabac et profiter de votre nouvelle liberté.

> *La manière la plus efficace de rester non-fumeur à long terme consiste à combiner différentes stratégies d'adaptation et à les adapter aux besoins individuels.*

Gestion du stress sans cigarettes

Le stress est pour de nombreux fumeurs un compagnon supposé du quotidien et la cigarette une stratégie d'adaptation présumée. Cependant, la nicotine aggrave le stress [s63]. Un sevrage tabagique peut contribuer à une amélioration de la santé mentale et à une réduction des symptômes de stress [s63]. Il est donc important de développer des stratégies alternatives pour gérer le stress sans cigarettes. La thérapie cognitivo-comportementale (kvt) aide à reconnaître et à modifier les schémas de pensée et de comportement négatifs qui déclenchent ou aggravent le stress [s64] [s65]. Une composante essentielle de la TCC est le développement de compétences en résolution de problèmes et en gestion [s65]. Au lieu de saisir une cigarette lorsqu'une situation stressante se présente, on apprend à analyser la situation et à trouver des solutions constructives. Les techniques de relaxation, telles que les exercices de respiration [s66], sont également très utiles. Une respiration profonde peut réduire les réactions physiques au stress et ainsi conduire à plus de calme et de sérénité. L'entraînement à la pleine conscience complète ces stratégies en favorisant la perception consciente des pensées et des émotions [s64] [s67] [s65]. Au lieu de réagir de manière impulsive au stress en saisissant une cigarette, on apprend à accepter les émotions et à les aborder sans jugement. Le soutien social [s66] de la part d'amis, de la famille ou de groupes de soutien [s68] peut également faciliter l'arrêt du tabac et la gestion du stress. L'échange avec d'autres personnes ayant des expériences similaires renforce la motivation et offre la possibilité d'apprendre des stratégies d'adaptation des autres. De plus, des interventions basées sur la technologie, telles que des applications ou des programmes en ligne, peuvent soutenir au quotidien [s64] [s65]. Elles offrent un accès permanent à des exercices, des informations et des aides à la motivation. La combinaison de différentes stratégies est souvent le moyen le plus efficace de gérer le

stress à long terme sans cigarettes et d'éviter une rechute. Par exemple, si l'on constate que le stress au travail augmente, on peut faire un exercice de respiration et ensuite parler de la situation avec un ami, au lieu de saisir une cigarette.

Efficacité des stratégies de gestion du stress

Efficacité des stratégies contre le stress.

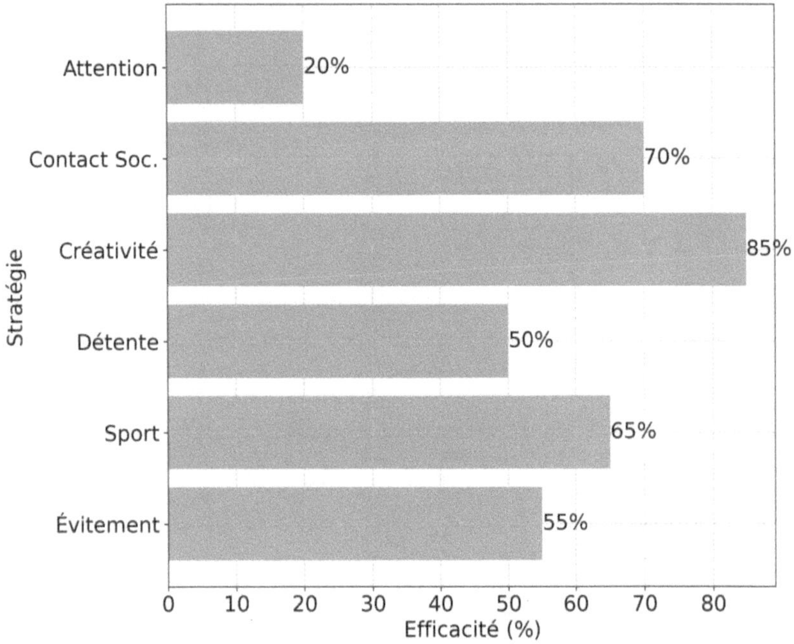

ATT: Attention

CON: Contact Soc.

CRE: Créativité

DET: Détente

EVI: Évitement

SPO: Sport

Le diagramme à barres horizontales illustre l'efficacité de différentes stratégies de gestion du stress. Les techniques de relaxation montrent la plus grande efficacité, suivies par l'activité physique et le soutien social. Les exercices de pleine conscience et les activités créatives présentent une efficacité modérée, tandis que l'évitement des situations stressantes montre la plus faible efficacité. Ceci suggère que les stratégies d'adaptation actives sont plus efficaces que l'évitement.

Développer des comportements de substitution

Les comportements de substitution sont des éléments centraux dans le processus de sevrage tabagique. Ils aident à remplacer l'habitude de fumer par de nouveaux comportements sains. Il est crucial de reconnaître les déclencheurs personnels du tabagisme : Quand prend-on habituellement une cigarette ? Est-ce le stress, l'ennui, des situations sociales ou simplement l'habitude après un repas ? [s69] Une fois ces déclencheurs identifiés, des actions alternatives peuvent être développées de manière ciblée. En cas de stress, par exemple, une promenade à l'air frais, une courte méditation ou écouter de la musique peuvent aider. En société, mâcher du chewing-gum ou sucer un bonbon sans sucre peut remplacer le mouvement habituel de la main à la bouche. [s70] [s69] De plus, l'exercice régulier réduit de manière prouvée le désir de nicotine et peut ainsi contribuer à un sevrage réussi. [s71] En plus de ces stratégies individuelles, des thérapies de groupe sont également proposées. L'échange avec d'autres fumeurs et ex-fumeurs crée un environnement de soutien et peut renforcer la motivation. [s72] La combinaison de différentes méthodes, telles que la thérapie de substitution à la nicotine et les interventions comportementales, augmente également les chances de succès. [s70] [s69] Par exemple, la prise de préparations de nicotine peut être combinée avec la participation à une thérapie de groupe et à une activité physique régulière pour aborder à la fois les aspects physiques et psychologiques de la dépendance. Les exercices de pleine conscience aident à prendre conscience des pensées et des émotions qui conduisent à fumer, évitant ainsi de saisir la cigarette. [s73] En apprenant à observer ces émotions sans jugement, il devient plus facile de ne pas réagir de manière impulsive et de recourir plutôt aux comportements de substitution appris. Avec le temps, un nouveau répertoire de comportements se développe, remplaçant durablement l'ancienne habitude de fumer et améliorant la qualité de vie. [s74]

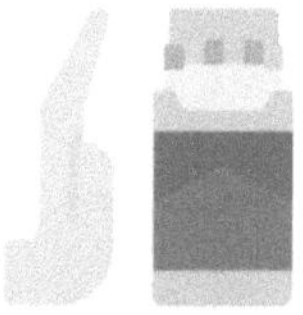

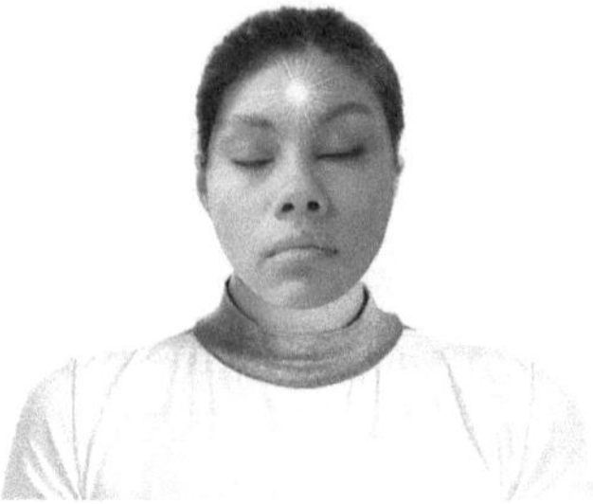

Méditation [i12]

Bon à savoir

Intervention comportementale

Les interventions comportementales sont des mesures thérapeutiques visant à modifier des schémas de comportement défavorables, tels que le tabagisme. Elles aident à identifier les déclencheurs, à apprendre de nouvelles stratégies d'adaptation et à prévenir les rechutes. Dans le contexte du sevrage tabagique, elles peuvent par exemple améliorer la gestion du stress et du désir de nicotine.

Exercices de pleine conscience

Les exercices de pleine conscience soutiennent le sevrage tabagique en formant la perception des émotions et des sensations corporelles. Cela permet de reconnaître plus consciemment le désir d'une cigarette et de le contrôler plus facilement. La pleine conscience aide à rester dans le moment présent et à ne pas céder aux impulsions automatiques de fumer.

Méditation

La méditation peut être utilisée comme comportement de substitution pour trouver calme et détente dans des situations stressantes qui conduiraient autrement à fumer. Elle aide à détourner l'attention du désir de nicotine et à développer de nouveaux mécanismes d'adaptation.

Stratégies d'adaptation efficaces pour cesser de fumer

Répartition des stratégies d'adaptation efficaces pour cesser de fumer.

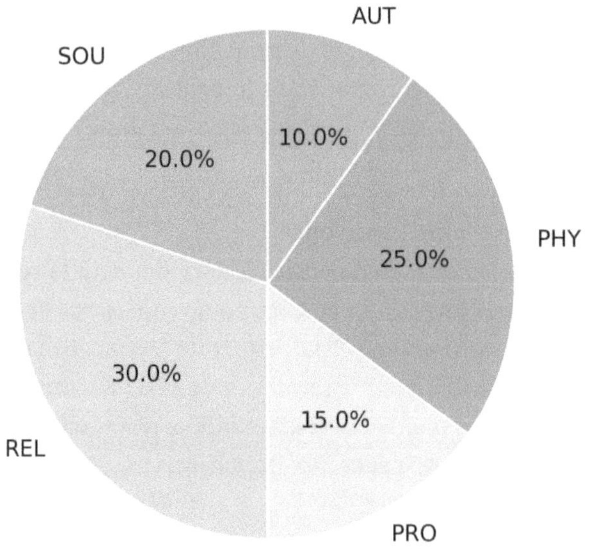

AUT: Autres stratégies (ex: passe-temps, distractions)

PHY: Activité physique (ex: exercice, marche)

PRO: Aide professionnelle (ex: thérapie, conseil)

REL: Techniques de relaxation (ex: méditation, respiration profonde)

SOU: Systèmes de soutien (ex: famille, amis, groupes de soutien)

Les données soulignent l'importance de divers mécanismes d'adaptation pour cesser de fumer. Bien que les activités physiques et les techniques de relaxation soient essentielles, l'implication des systèmes de soutien et la recherche d'une aide professionnelle sont tout aussi importantes. Cela souligne la nécessité d'une approche holistique pour cesser de fumer, combinant des stratégies individuelles avec un soutien externe.

Maîtriser les situations à risque

Les situations à risque qui favorisent une rechute dans de vieilles habitudes de fumer peuvent être gérées avec succès grâce à des stratégies ciblées. Comme le montrent des études, le yoga peut réduire le stress et les émotions négatives, ce qui diminue la probabilité d'une rechute [s75]. L'effet apaisant des exercices de yoga aide à maintenir son calme dans des moments difficiles et à gérer plus sereinement le désir de nicotine. En combinant le yoga avec la thérapie cognitivo-comportementale, on peut également renforcer la confiance en sa capacité à arrêter de fumer [s75]. En plus du yoga, il existe d'autres méthodes éprouvées pour la prévention des rechutes (PR). L'analyse fonctionnelle, un élément de la PR, aide à identifier les déclencheurs individuels du tabagisme et à développer des comportements alternatifs [s76]. Au lieu de prendre une cigarette dans des situations stressantes, on pourrait par exemple faire une courte promenade ou utiliser des techniques de relaxation. De plus, la gestion des contingences (GC) offre la possibilité de se récompenser pour des périodes sans tabac, ce qui augmente encore la motivation [s76]. Une autre stratégie importante est l'entretien motivationnel (EM), qui renforce la motivation personnelle à arrêter de fumer et aide à gérer l'ambivalence [s76]. Par exemple, on peut visualiser les avantages d'une vie sans tabac et prendre conscience des raisons pour lesquelles on a choisi ce chemin. La combinaison de différentes approches, telles que le yoga, la PR, la GC et l'EM, constitue ainsi un outil complet pour maîtriser efficacement les situations à risque et rester sans tabac à long terme.

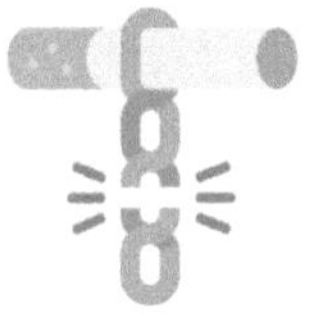

Situations à risque lors du sevrage tabagique

Fréquence et gravité des situations à risque pendant le sevrage tabagique.

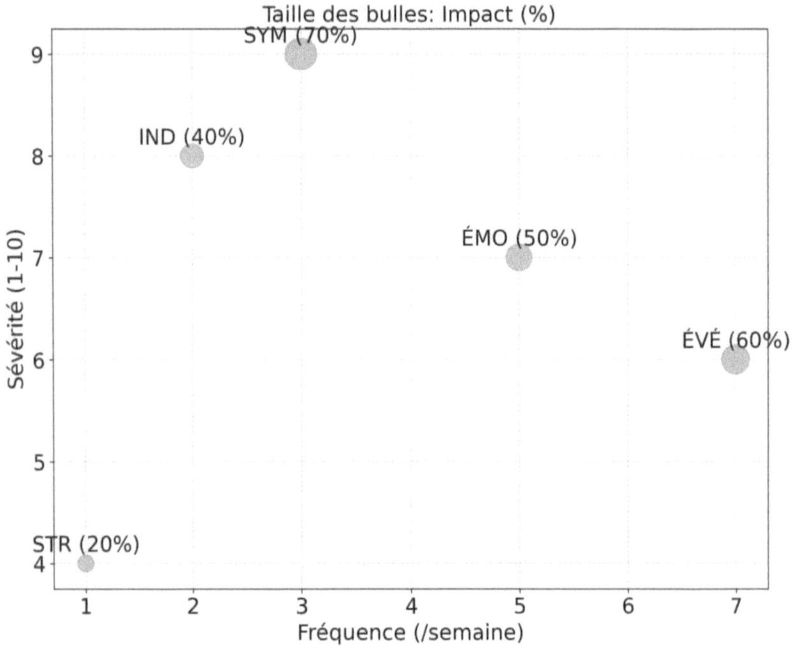

Blasengröße: Impact ((%))

ÉMO: Déclencheurs émotionnels

ÉVÉ: Événements sociaux

IND: Indices de tabagisme

STR: Stress

SYM: Symptômes de sevrage

Le graphique à bulles révèle une corrélation entre la fréquence et la gravité des situations à risque rencontrées lors du sevrage tabagique. Les situations impliquant des événements sociaux sont fréquentes et peuvent poser un défi modéré. Les symptômes de sevrage, bien que moins fréquents, présentent un niveau de gravité élevé et sont essentiels à traiter. Les déclencheurs émotionnels sont modérément fréquents et graves, indiquant un besoin de stratégies de régulation émotionnelle. L'exposition à des indices de tabagisme, bien que moins fréquente que les événements sociaux, peut être assez grave pour certaines personnes.

Conseils concrets

- Transformez vos pauses cigarette en micro-aventures conscientes : explorez votre environnement, découvrez de nouveaux chemins ou observez la nature.
- Créez une "boîte sensorielle" : remplissez-la d'objets qui stimulent vos sens – bougies parfumées, tissus doux, musique.
- Écrivez vos pensées et émotions liées à l'envie de fumer : mettre par écrit aide à traiter les émotions et à prendre du recul.
- Développez un rituel personnel pour arrêter de fumer : par exemple, allumez une bougie et prononcez une phrase positive.
- Modifiez vos routines habituelles : déplacez-vous dans la pièce en parlant au téléphone ou balancez-vous sur votre chaise.
- Utilisez le temps que vous gagnez en arrêtant de fumer pour faire quelque chose qui vous apporte vraiment de la joie, comme lire ou jouer de la musique.
- Posez-vous la question en moments difficiles : "Que ferait mon futur moi, libre de tabac, à ma place ?"
- Associez votre liberté de fumer à un engagement social : par exemple, engagez-vous pour la protection de l'environnement.
- Rêvez grand et fixez-vous un objectif à long terme que vous pourrez financer avec l'argent économisé sur les cigarettes.
- Développez un "défi sans tabac" avec des amis ou de la famille et motivez-vous mutuellement.
- Rassemblez des messages positifs et des citations sur le thème de la liberté de fumer et lisez-les régulièrement.

3. 2 Environnement social

Votre environnement social influence de manière significative votre arrêt du tabac. Des relations harmonieuses et le soutien de la famille et des amis renforcent votre motivation et aident à surmonter les défis. En même temps, des influences négatives, telles que la pression des pairs ou les conflits, peuvent rendre le chemin vers la liberté du tabac plus difficile. Ce chapitre met en lumière les opportunités et les risques de votre environnement social et vous montre comment tirer parti des dynamiques sociales pour votre arrêt du tabac. Faites de votre environnement un allié !

Un environnement social de soutien agit comme un bouclier contre les stress liés à l'arrêt du tabac.

Soutien par la famille

Soutien familial est un facteur important pour le succès d'un sevrage tabagique. Des relations sociales positives, en particulier au sein de la famille, favorisent la santé mentale et réduisent le stress [s77]. Ce soutien a un impact positif sur les comportements favorables à la santé, tandis que le stress familial peut nuire à la santé [s77]. Concrètement, cela signifie qu'un environnement familial harmonieux et un soutien actif des proches augmentent les chances de réussir à arrêter de fumer. Un environnement de soutien peut ainsi agir comme un bouclier contre les tensions du sevrage. Le soutien familial peut prendre de nombreuses formes. Il va du soutien émotionnel – affection, compréhension et encouragement – à l'aide pratique, en passant par des informations sur la dépendance et les options de traitement [s78] [s79]. Par exemple, les membres de la famille peuvent soutenir activement l'arrêt du tabac en ne fumant pas eux-mêmes, en retirant les accessoires de fumeur du foyer commun ou en développant ensemble des stratégies pour faire face aux envies de fumer. Les proches peuvent également aider la personne concernée à trouver des activités alternatives qui la distraient du tabagisme. Il est important que le soutien soit adapté aux besoins individuels du fumeur. [s80] souligne que certaines personnes préfèrent des instructions directes et des répartitions claires des tâches, tandis que d'autres ont plutôt besoin de soutien émotionnel et de compréhension. Interventions familiales peuvent motiver la personne concernée à commencer une thérapie et à réduire l'impact de la dépendance sur le système familial [s78]. La famille bénéficie d'informations sur la dépendance, méthodes de traitement et les défis de la guérison [s78]. La thérapie familiale peut améliorer la communication et réduire la charge émotionnelle des membres de la famille [s78].

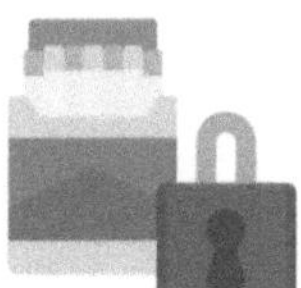

Les proches apprennent comment soutenir la personne concernée sans favoriser la dépendance. Groupes de soutien offrent aux familles la possibilité de se concentrer sur leurs propres besoins et d'apporter des changements positifs [s78]. Des discussions ouvertes sur la dépendance et le maintien des routines familiales sont particulièrement importantes lorsque des parents sont touchés par la dépendance [s78]. Ainsi, la famille peut travailler ensemble pour un avenir plus sain. La qualité des relations familiales est plus importante que la fréquence des contacts [s81]. Des interactions négatives au sein de la famille peuvent nuire au bien-être et à l'estime de soi [s81], rendant ainsi l'arrêt du tabac encore plus difficile.

Groupes de soutien

Des groupes de personnes concernées et de proches qui s'entraident et échangent leurs expériences. Ils offrent un espace sûr pour parler des défis de la dépendance et développer des stratégies d'adaptation.

Intervention familiale

Des interventions ciblées qui impliquent la famille dans le processus de sevrage peuvent améliorer la communication, augmenter la motivation du fumeur et réduire la charge pour tous les membres de la famille. Elles fournissent des informations sur la dépendance et des stratégies d'adaptation, favorisant une compréhension commune.

Méthodes de traitement

Différentes approches pour traiter la dépendance, allant du soutien médicamenteux à la thérapie comportementale en passant par les groupes de soutien. Le choix de la méthode appropriée dépend des besoins individuels et de la gravité de la dépendance.

Soutien familial

Un réseau familial de soutien peut renforcer la motivation à arrêter de fumer en offrant sécurité émotionnelle, aide pratique et compréhension. Cela peut réduire le stress pendant le sevrage et prévenir les rechutes.

Types de soutien familial pour cesser de fumer

Répartition des types de soutien familial pour l'abandon du tabac.

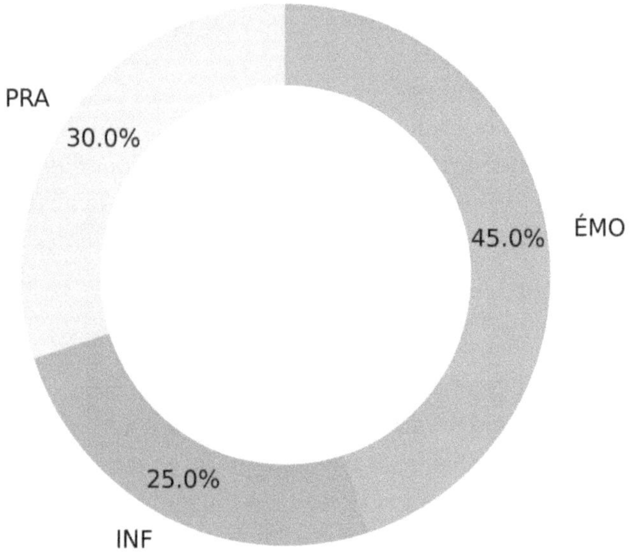

- ÉMO: Soutien émotionnel (Encouragement, empathie, compréhension)
- INF: Soutien informationnel (Fournir des ressources, des conseils, etc.)
- PRA: Soutien pratique (Aide aux tâches ménagères, garde d'enfants, etc.)

Le soutien émotionnel représente la plus grande partie, soulignant l'importance de l'empathie et des encouragements. Le soutien pratique, bien que plus faible, joue un rôle crucial pour faciliter la tentative d'abandon. Le soutien informationnel, bien que présent, suggère un potentiel d'amélioration de l'éducation sur les ressources et les stratégies de sevrage. Une approche équilibrée englobant les trois types de soutien conduit probablement aux résultats les plus positifs.

Créer des zones sans tabac

Créer des zones sans tabac dans son propre environnement contribue de manière significative au succès de l'arrêt du tabac. Des environnements où fumer n'est pas autorisé ou est indésirable réduisent la tentation et renforcent la motivation à rester abstinent [s82]. Cela est particulièrement vrai pour les lieux qui étaient auparavant associés à la consommation de tabac, comme le balcon, la voiture ou certaines rencontres sociales. La création de telles zones peut se faire par des accords clairs avec les membres de la famille, les amis et les collègues. Par exemple, les repas communs ou les soirées jeux peuvent être explicitement organisés sans tabac pour établir de nouveaux rituels positifs. De plus, la séparation physique des occasions de fumer réduit la probabilité de céder au pression de groupe ou de retomber dans de vieilles habitudes [s83]. Fumer est ainsi de plus en plus perçu comme un acte isolé et perd de son importance sociale. En plus de l'environnement privé, l'aménagement des espaces publics est également pertinent. Les interdictions de fumer dans les restaurants, les lieux de travail ou les transports publics réduisent non seulement les risques pour la santé liés au tabagisme passif, mais contribuent également à l'arrêt en limitant les occasions de fumer [s82]. La mise en œuvre cohérente de telles interdictions, associée à des campagnes de sensibilisation, peut réduire davantage l'acceptation sociale du tabagisme [s84]. Cela a un impact particulier sur les jeunes, qui sont moins exposés à la pression sociale pour consommer du tabac dans un environnement sans tabac [s85]. La perception et l'utilisation conscientes des zones sans tabac dans la vie quotidienne soutiennent ainsi le processus d'arrêt et favorisent à long terme une vie plus saine. À l'instar de l'évitement des boissons sucrées lors d'un régime, éviter les environnements de fumeurs aide à prévenir les rechutes.

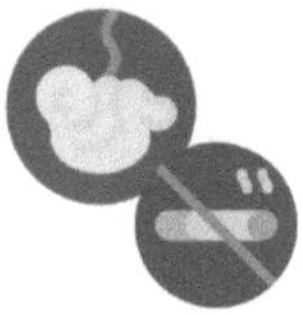

Impact des environnements sans fumée sur le succès du sevrage tabagique

Taux de réussite relatifs basés sur les changements d'environnement

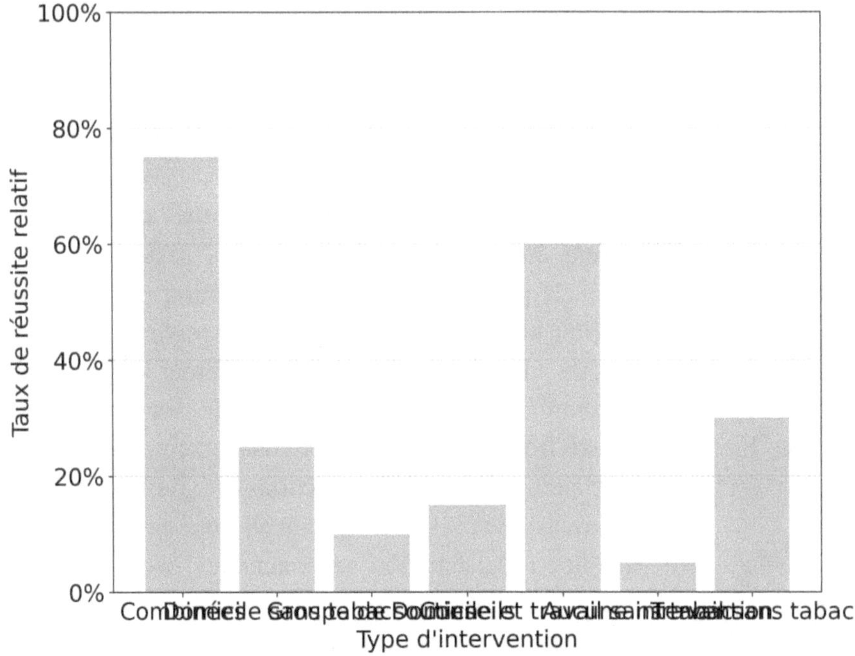

Aucune: Aucune intervention

Comb: Toutes les interventions combinées

Cons: Conseils seulement

Dom: Domicile sans tabac

DT: Domicile et travail sans tabac

Grp: Groupe de soutien

Trav: Travail sans tabac

La mise en œuvre de politiques complètes sans fumée à la maison et sur le lieu de travail augmente considérablement les taux de réussite du sevrage tabagique. Bien que les conseils individuels et les groupes de soutien offrent des avantages, leur efficacité est amplifiée lorsqu'ils sont combinés à des environnements sans fumée. Cela suggère que la réduction de l'exposition aux signaux de tabagisme et aux pressions sociales est cruciale pour un sevrage réussi.

Utiliser la dynamique de groupe

La dynamique de groupe peut à la fois favoriser et entraver l'arrêt du tabac. Des relations positives et un environnement de soutien augmentent la probabilité d'un sevrage réussi [s86]. L'implication de l'entourage social, en particulier de la famille et des amis, offre un soutien émotionnel et une aide pratique. Par exemple, les proches peuvent aménager des zones sans tabac dans la maison avec le fumeur ou essayer de nouvelles activités de loisirs. Il est important que l'entourage participe activement au changement de comportement, que ce soit par l'encouragement, la distraction ou la création d'un environnement sans tabac [s87]. En même temps, il est essentiel de minimiser les influences négatives du groupe. La pression de devoir fumer dans certains groupes peut rendre l'arrêt plus difficile pour les fumeurs [s88]. Les conflits avec des non-fumeurs dans l'entourage immédiat, par exemple au sein de la famille, génèrent un stress supplémentaire et peuvent compromettre l'arrêt du tabac [s88]. L'acceptation du tabagisme varie selon le contexte social. Dans certains cercles, fumer est encore toléré, tandis que dans d'autres, c'est mal vu. Ces normes différentes influencent la motivation et la persévérance lors de l'arrêt du tabac. Par conséquent, une évaluation réaliste de son propre entourage social est importante. Les fumeurs devraient chercher un soutien ciblé auprès de personnes qui peuvent les accompagner positivement dans leur sevrage et éviter les situations qui renforcent la tentation de fumer. Tout comme un itinéraire de randonnée bien planifié évite les détours, le chemin vers la liberté du tabac devrait être aussi exempt que possible d'obstacles sociaux. La conception consciente de l'entourage social augmente les chances d'un arrêt durable du tabac. [s89]

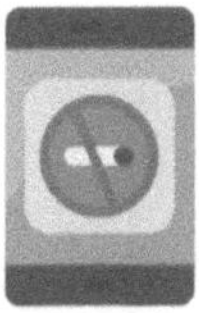

Bon à savoir

Changement de comportement

Le changement actif du comportement tabagique nécessite des ajustements dans le mode de vie et dans les interactions avec l'entourage social. Le soutien de la famille et des amis joue un rôle crucial dans le succès du sevrage tabagique.

Motivation

La motivation pour un sevrage tabagique est influencée par les normes sociales et le soutien de l'entourage. Un environnement de soutien renforce la motivation et la persévérance.

Stress

Les conflits dans l'entourage social, en particulier en ce qui concerne le comportement tabagique, peuvent provoquer du stress et compromettre l'arrêt du tabac. Un environnement positif et compréhensif peut aider à réduire le stress et à faciliter le sevrage tabagique.

Dynamique de groupe

L'entourage social, qu'il soit soutenant ou entravant, influence fortement le processus de sevrage tabagique. Des dynamiques positives au sein des groupes peuvent favoriser la motivation et la persévérance, tandis que des influences négatives peuvent favoriser les rechutes.

Influence de la taille du groupe sur le succès du sevrage tabagique

Corrélation entre la taille du groupe et le taux de réussite du sevrage.

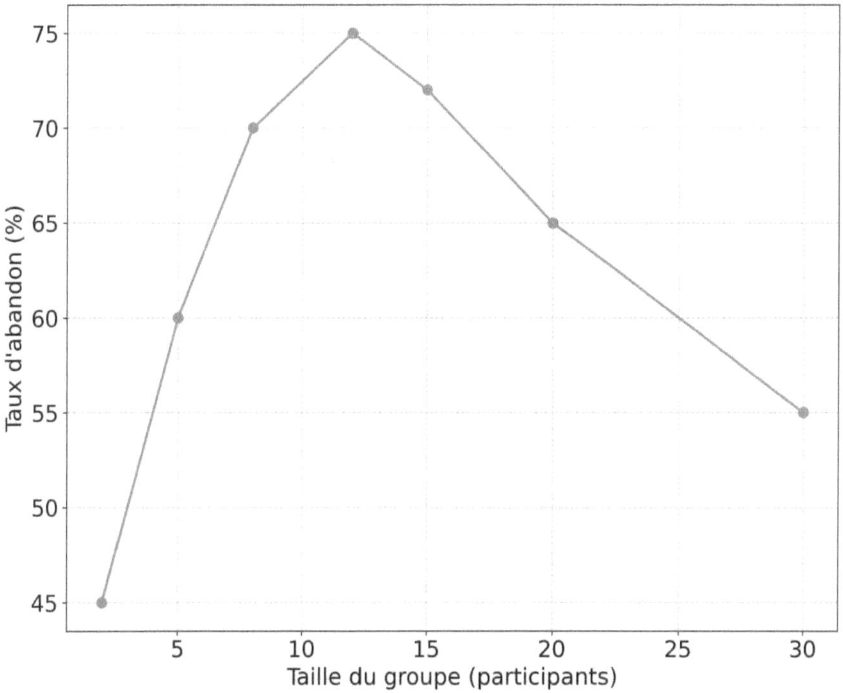

Ce graphique suggère une taille de groupe optimale pour les programmes de sevrage tabagique. Alors que les petits groupes offrent un soutien personnalisé, les groupes plus importants peuvent favoriser un sentiment de communauté et d'expérience partagée, ce qui entraîne une augmentation des taux d'abandon jusqu'à un certain point. Cependant, des groupes excessivement grands pourraient diluer l'attention individuelle et réduire l'efficacité. Les données soulignent l'importance de trouver le bon équilibre pour la taille du groupe afin de maximiser le succès du sevrage.

Conseils concrets

- ○ Fixez des moments précis avec vos amis et votre famille pour des activités communes qui excluent le tabagisme, comme une soirée jeux ou une sortie au cinéma.
- ○ Demandez à votre entourage de vous interpeller activement si vous semblez retomber dans d'anciens comportements.
- ○ Échangez avec des non-fumeurs de votre entourage sur leurs stratégies de gestion du stress et laissez-vous inspirer.
- ○ Organisez une soirée cuisine avec des amis et expérimentez de nouvelles recettes saines qui vous aideront à oublier le tabagisme.
- ○ Visitez avec votre partenaire ou vos amis des lieux qui vous procurent des émotions positives et que vous associez à votre liberté de fumer.
- ○ Expliquez à votre entourage pourquoi il est important pour vous d'arrêter de fumer et comment ils peuvent vous soutenir.
- ○ Participez à des activités communes avec des non-fumeurs pour nouer de nouveaux contacts sociaux et élargir votre cercle.

3. 3 Adaptation du mode de vie

La vie quotidienne après l'arrêt du tabac présente de nouveaux défis et opportunités. La prise de poids, les fluctuations d'humeur et la gestion des anciennes habitudes sont des problèmes fréquents. Des changements de mode de vie, tels qu'une alimentation adaptée et l'exercice, offrent des stratégies efficaces pour les surmonter et améliorer durablement la santé. Lisez la suite et découvrez comment rendre votre quotidien sans tabac et sain.

Une cessation réussie du tabac est clairement soutenue par la combinaison de plusieurs changements de mode de vie, tels qu'une alimentation saine et une activité physique régulière.

Changement d'alimentation

Un changement d'alimentation peut soutenir l'arrêt du tabac et avoir des effets positifs sur la santé [s90]. L'intégration de conseils nutritionnels dans les programmes de sevrage tabagique peut améliorer la consommation de fruits, de légumes et de céréales pour le petit-déjeuner [s90]. Bien qu'une prise de poids après l'arrêt du tabac soit fréquente, des changements alimentaires durables peuvent aider à la contrôler. Le soutien des conseillers et des groupes peut aider les participants à arrêter de fumer et à gérer leur poids [s90]. Des conseillers spécialement formés facilitent l'intégration des conseils nutritionnels dans les programmes existants. Un changement d'alimentation dans le cadre de l'arrêt du tabac devrait se concentrer sur des aliments complets et riches en nutriments. Un régime végétarien faible en graisses, avec un taux de matières grasses d'environ 10 %, peut, en combinaison avec l'exercice, la gestion du stress et le soutien psychosocial, contribuer à la régression de l'athérosclérose coronaire [s91]. Cela montre à quel point l'alimentation influence la santé cardiovasculaire. Une alimentation riche en fruits, légumes, poissons, viandes maigres et produits laitiers faibles en matières grasses réduit la pression artérielle et le risque de maladies cardiovasculaires [s92]. Les produits céréaliers complets, les noix et les graisses saines contribuent également à réduire le risque d'événements cardiovasculaires. Par exemple, consommer régulièrement

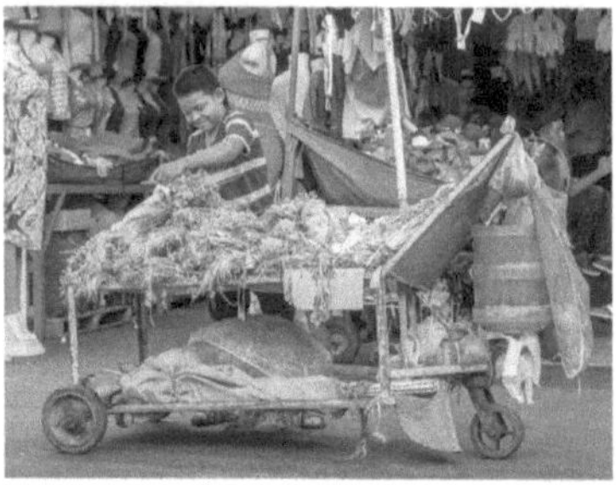

Légumes [i13]

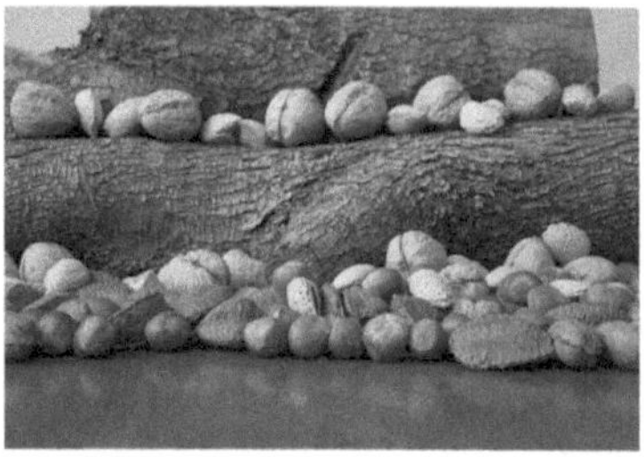

Noix [i14]

des noix comme collation au lieu de collations sucrées peut constituer un changement simple mais efficace. Ainsi, un changement d'alimentation peut non seulement favoriser la santé générale, mais aussi réduire le risque de maladies secondaires favorisées par le tabagisme. Des régimes comme le régime méditerranéen ou le régime DASH, riches en fruits, légumes, poissons et produits céréaliers complets, réduisent le risque de diabète de type 2 et de maladies cardiaques [s93].

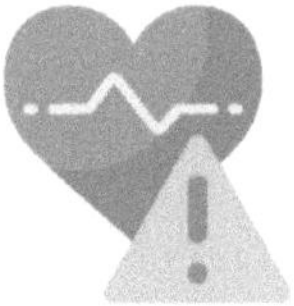

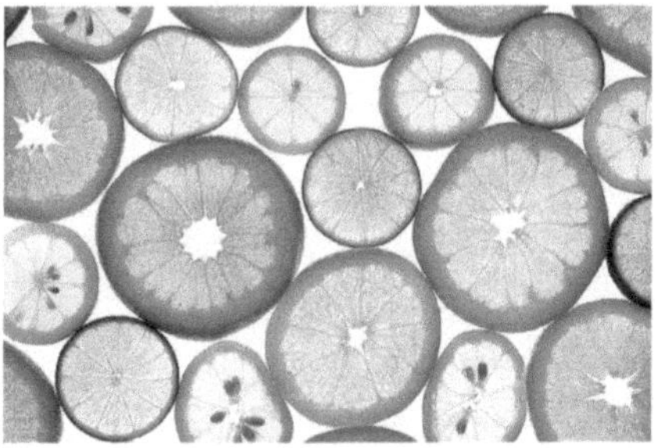

Fruits [i15]

Bon à savoir

Conseils nutritionnels

Des conseils nutritionnels peuvent aider à développer des habitudes alimentaires saines qui réduisent l'envie de fumer et préviennent une prise de poids après l'arrêt du tabac.

Régime DASH

Le régime DASH (Dietary Approaches to Stop Hypertension) est un plan alimentaire conçu pour réduire la pression artérielle. Il est riche en fruits, légumes, produits céréaliers complets et produits laitiers faibles en matières grasses, et pauvre en sodium, acides gras saturés et sucre. Il peut aider à atténuer les effets négatifs du tabagisme sur la pression artérielle.

Santé cardiovasculaire

La santé cardiovasculaire bénéficie grandement d'une alimentation saine et de l'absence de tabac. Une alimentation équilibrée peut soutenir la régénération du système cardiovasculaire après l'arrêt du tabac.

Régime végétarien

Un régime végétarien peut aider le corps à se détoxifier et réduire le risque de maladies causées par le tabagisme. Il fournit des nutriments essentiels et peut améliorer le bien-être général.

Nouvelles habitudes alimentaires après l'arrêt du tabac

Répartition des nouvelles habitudes alimentaires adoptées après l'arrêt du tabac.

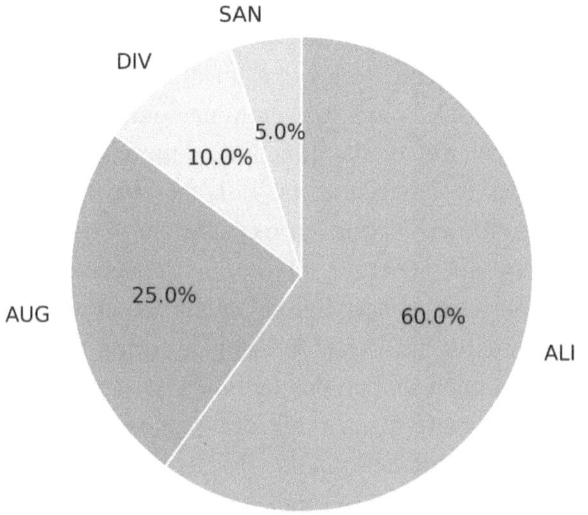

ALI: Alimentation plus saine (Repas équilibrés, cuisine maison)

AUG: Augmentation de la consommation de fruits et légumes

DIV: Divers changements alimentaires

SAN: Grignotage accru (Sucreries, snacks salés)

La plus grande partie des individus a adopté des habitudes alimentaires plus saines, indiquant une évolution positive vers un meilleur bien-être général. L'augmentation de la consommation de fruits et légumes suggère une priorité accordée aux aliments riches en nutriments. Bien que certaines personnes se soient tournées vers le grignotage, la proportion relativement faible suggère que ce n'est pas la tendance dominante. Ces données mettent en évidence les diverses manières dont les gens adaptent leur alimentation après avoir cessé de fumer, avec une nette priorité pour des choix plus sains.

Établir des routines d'exercice

L'activité physique offre de nombreux avantages pendant et après l'arrêt du tabac. Elle peut non seulement aider à contrôler le poids – un aspect fréquent qui préoccupe les anciens fumeurs –, mais aussi améliorer l'humeur et réduire le stress. Surtout pendant les phases de sevrage, où l'agitation et l'irritabilité peuvent survenir, le sport a un effet équilibrant et améliore le bien-être général. De plus, un entraînement régulier renforce le système cardiovasculaire et la fonction pulmonaire, des domaines souvent affectés par le tabagisme. [s94] L'exercice favorise également la circulation sanguine et l'apport en oxygène du corps, ce qui entraîne une augmentation de l'énergie et de la concentration. Un plan d'entraînement doit être conçu individuellement et tenir compte des préférences personnelles ainsi que de l'état de forme physique actuel. Il est conseillé de commencer par des activités modérées et d'augmenter progressivement l'intensité et la durée des séances d'entraînement. Des activités comme la marche rapide, la natation ou le vélo sont particulièrement adaptées pour commencer et peuvent être facilement intégrées dans la vie quotidienne. La régularité est essentielle. Au lieu de s'entraîner intensément un jour et de faire une pause pendant plusieurs jours, des séances d'exercice plus courtes mais plus fréquentes sont plus efficaces. Déjà 30 minutes d'exercice modéré la plupart des jours de la semaine peuvent avoir des effets positifs. [s94] L'intégration de l'exercice dans la vie quotidienne peut être facilitée par des rendez-vous fixes dans le calendrier, la recherche d'un partenaire d'entraînement ou la participation à un cours de sport. Des routines d'exercice bien établies contribuent non seulement à un sevrage tabagique réussi, mais favorisent également durablement la santé et le bien-être général.

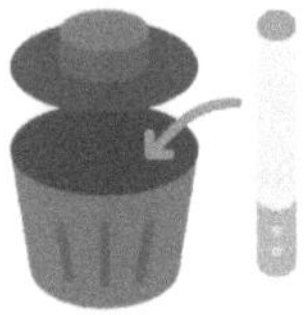

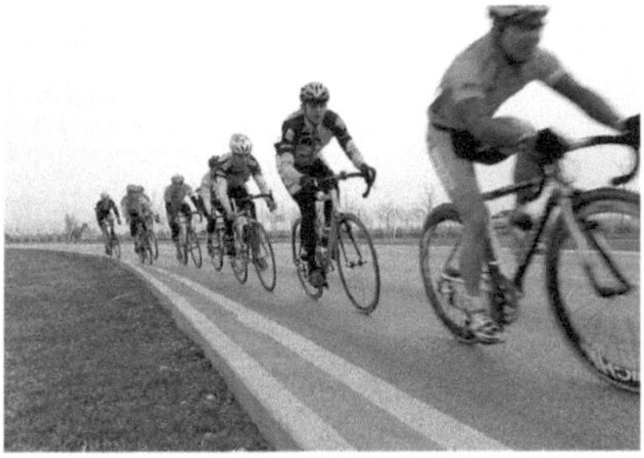

Faire du vélo [i16]

Bon à savoir

Anciens fumeurs

Personnes qui fumaient auparavant et qui essaient maintenant de vivre sans tabac. Un changement de mode de vie est souvent nécessaire pour rester sans tabac à long terme.

Routines d'exercice

Activités physiques régulières intégrées dans la vie quotidienne. Les routines d'exercice aident à réduire le stress causé par le sevrage de la nicotine et à diminuer le désir de cigarettes, soutenant ainsi l'arrêt du tabac.

État de forme physique

La condition physique d'une personne, qui influence sa capacité à pratiquer des activités sportives. Lors de l'adaptation du mode de vie dans le cadre de l'arrêt du tabac, il est important de prendre en compte l'état de forme physique actuel pour éviter le surmenage et maintenir la motivation.

Séances d'entraînement

Unités d'exercice individuelles qui font partie d'un plan d'entraînement. La durée et l'intensité des séances d'entraînement doivent être progressivement ajustées au cours du changement de mode de vie pour ne pas surmener le corps et soutenir l'arrêt du tabac.

Choix d'exercices populaires pour un changement de mode de vie

Fréquence des exercices pendant le sevrage tabagique

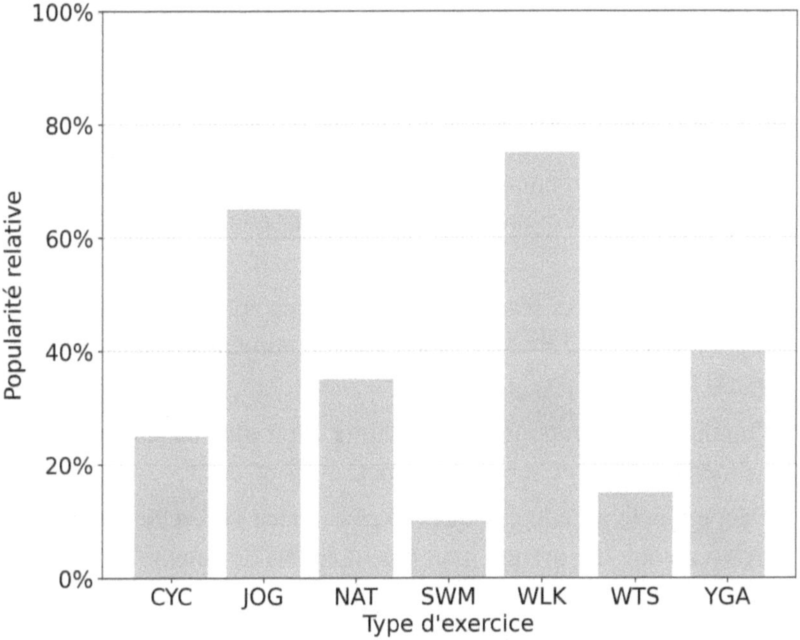

CYC: Cyclisme
JOG: Jogging
NAT: Sports d'équipe
SWM: Natation
WLK: Marche
WTS: Musculation
YGA: Yoga

La marche et le jogging sont les exercices les plus fréquemment choisis, probablement en raison de leur accessibilité et de leur facilité d'intégration dans les routines quotidiennes. Le yoga et la natation montrent une popularité modérée, attirant peut-être ceux qui recherchent une réduction du stress ou des activités à faible impact. Les sports d'équipe et l'haltérophilie sont moins courants, reflétant peut-être des contraintes de temps ou une préférence pour l'exercice individuel pendant cette période de changement. Encourager la participation à une variété d'activités pourrait soutenir davantage les individus dans leur cheminement vers l'abandon du tabac.

Conseils concrets

- Découvrez la diversité des boissons sans alcool et créez vos cocktails préférés sans alcool.
- Aménagez un coin lecture confortable et plongez dans des histoires passionnantes au lieu de saisir une cigarette.
- Apprenez un nouvel artisanat comme la poterie ou le tricot pour occuper vos mains tout en étant créatif.
- Visitez régulièrement un marché hebdomadaire et laissez-vous inspirer par des produits frais et régionaux pour de nouveaux plats sains.
- Intégrez de courtes séances d'exercice dans votre journée de travail : levez-vous en téléphonant ou faites une promenade pendant votre pause déjeuner.
- Planifiez une excursion dans la nature et profitez de l'air frais et du calme pour contrer l'envie de fumer.
- Découvrez le monde des thés : expérimentez différentes variétés et trouvez votre thé préféré pour des moments de détente.
- Donnez une nouvelle vie aux vieux vêtements qui sentent la fumée : recyclez-les ou offrez-les.
- Créez un nouveau rituel du soir : profitez d'un bain relaxant avec des huiles essentielles ou écoutez de la musique apaisante.
- Apprenez une nouvelle langue ou suivez un cours en ligne pour stimuler votre forme intellectuelle et vous fixer de nouveaux objectifs.
- Engagez-vous bénévolement et aidez les autres : cela renforce votre estime de soi et détourne l'attention de l'envie de fumer.

Révision - 3. Vivre sans tabac au quotidien

Le chemin vers la liberté de fumer est un voyage personnel qui nécessite détermination et la bonne stratégie. Le stress, souvent un prétexte pour fumer, peut être géré plus efficacement par des méthodes alternatives. Au lieu de saisir une cigarette, vous pouvez apprendre des techniques de relaxation telles que la respiration profonde ou des exercices de pleine conscience pour trouver le calme dans des moments stressants. L'activité physique, qu'il s'agisse d'une promenade dans le parc ou d'une courte séance de yoga, réduit les hormones du stress et libère des hormones du bonheur. La thérapie cognitivo-comportementale offre également des outils pour identifier et modifier les schémas de pensée négatifs qui conduisent à fumer. Vous apprendrez à identifier vos déclencheurs de stress personnels et à développer des solutions constructives.

En plus de la gestion du stress, le développement de comportements de substitution joue un rôle crucial. Analysez votre comportement de fumeur et identifiez les situations dans lesquelles vous avez tendance à saisir une cigarette. Ces moments offrent l'occasion d'établir de nouvelles habitudes saines. Un bonbon sans sucre peut remplacer la cigarette après le repas, tandis qu'une courte promenade à l'air frais peut remplacer la pause cigarette au bureau. Profitez du temps gagné pour des activités qui vous apportent de la joie et améliorent votre bien-être, comme un nouveau passe-temps ou plus de temps avec des amis et la famille. La combinaison de différentes stratégies, telles que la thérapie de remplacement de la nicotine et les interventions comportementales, augmente également vos chances de succès.

Il est particulièrement important de reconnaître et de maîtriser tôt les situations à risque qui peuvent favoriser une rechute. Réfléchissez à vos vulnérabilités personnelles et élaborez des plans d'action concrets. Dans des environnements où la pression sociale pour fumer peut être forte, il est utile de parler à l'avance avec vos amis et votre famille de votre arrêt du tabac et de demander leur soutien. Récompensez-vous pour les périodes sans tabac afin de renforcer votre motivation. Visualisez les avantages d'une vie sans tabac et rappelez-vous, dans les moments difficiles, vos raisons d'arrêter.

Un environnement social de soutien, en particulier la famille, est un précieux compagnon sur votre chemin vers la liberté de fumer. Une communication ouverte sur vos besoins et vos défis facilite le soutien de vos proches. Demandez-leur, par exemple, de ne pas conserver de cigarettes dans le foyer commun et de créer avec vous des zones sans tabac. L'échange avec d'autres fumeurs et ex-fumeurs dans des groupes de soutien peut vous donner une force et une motivation supplémentaires. N'hésitez pas à demander de l'aide professionnelle. Le conseil nutritionnel et la thérapie par l'exercice peuvent vous aider à modifier positivement votre mode de vie et à renforcer durablement votre santé. Le chemin vers la liberté de fumer peut comporter des défis, mais avec la bonne stratégie et le soutien approprié, vous atteindrez votre objectif et gagnerez une vie plus saine et plus épanouissante.

4. Aspects liés au sexe

Pourquoi certaines personnes trouvent-elles plus facile que d'autres d'arrêter de fumer ? La réponse se situe souvent plus profondément que dans la simple volonté - elle est étroitement liée au sexe biologique et social. Les femmes et les hommes diffèrent non seulement dans leurs habitudes de consommation de tabac, mais aussi dans leurs motivations et leurs chances de succès pour arrêter. Bien que la dépendance à la nicotine ait des bases biochimiques similaires pour tous, des facteurs spécifiques au sexe jouent un rôle décisif dans le choix de la stratégie d'arrêt optimale. Ce chapitre met en lumière les différences essentielles et montre comment elles influencent le chemin vers une vie sans tabac.

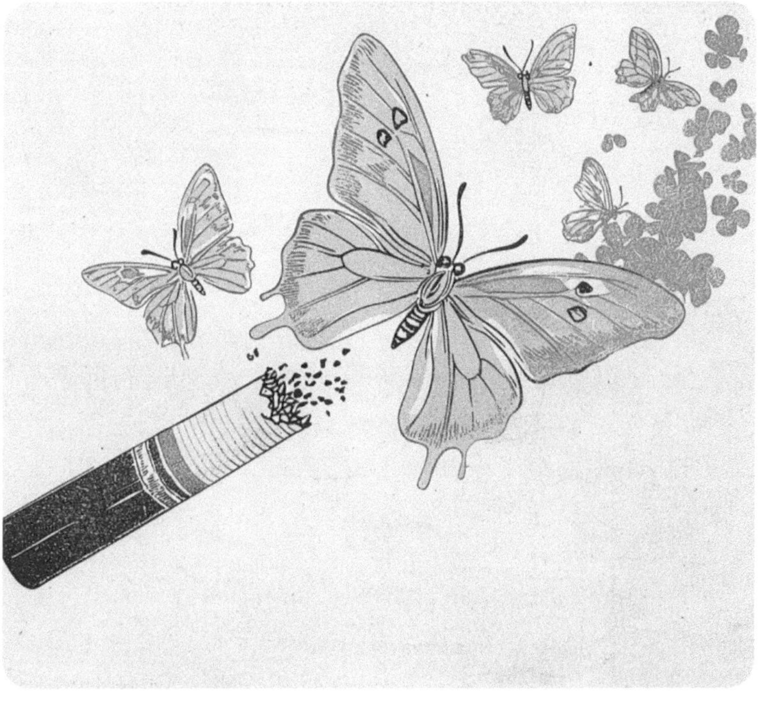

4. 1 Particularités chez les femmes

L'arrêt du tabac se présente souvent différemment pour les femmes en raison des influences hormonales et des facteurs psychosociaux par rapport aux hommes. Les fluctuations hormonales, en particulier en lien avec les œstrogènes et la progestérone, influencent le désir de nicotine et peuvent modifier l'efficacité des stratégies de sevrage. De plus, la peur de prendre du poids et le besoin de soutien émotionnel jouent un rôle important. Ces particularités nécessitent des stratégies adaptées pour un sevrage tabagique réussi. Prendre en compte les facteurs hormonaux et psychologiques permet de surmonter les obstacles individuels et d'améliorer considérablement les chances de succès. Lisez la suite pour comprendre les défis et les opportunités spécifiques de l'arrêt du tabac pour les femmes et pour trouver votre chemin vers une vie sans tabac.

Le cycle féminin influence l'arrêt du tabac, la phase lutéale tardive (niveau élevé de progestérone) peut faciliter le sevrage.

Influences hormonales

Les fluctuations hormonales influencent de manière significative l'arrêt du tabac chez les femmes. Le corps féminin métabolise la nicotine plus rapidement que le corps masculin, en particulier lors de la prise simultanée de contraceptifs hormonaux [s95] [s96] [s97]. Ce métabolisme plus rapide peut réduire l'efficacité des thérapies de substitution nicotinique et renforcer le désir de cigarettes [s96]. Les niveaux d'œstrogène semblent être directement liés au désir et à la récompense associés à la nicotine [s96]. Par conséquent, lors de phases de niveaux élevés d'œstrogène, comme pendant certaines phases menstruelles, le désir de nicotine peut être particulièrement fort [s98]. La progestérone, en revanche, semble avoir un effet inhibiteur sur le désir de fumer [s98]. Quiconque envisage d'arrêter de fumer devrait prendre en compte ces fluctuations hormonales. Un arrêt du tabac à la fin de la phase lutéale, lorsque le niveau de progestérone est élevé, pourrait faciliter le sevrage [s98]. De plus, la peur de prendre du poids, les sautes d'humeur et le besoin accru de soutien émotionnel compliquent le sevrage pour les femmes [s96]. En plus des facteurs physiologiques, des facteurs sociaux peuvent également jouer un rôle. Les femmes subissent plus souvent de la discrimination, ce qui peut avoir un impact négatif sur l'humeur et les capacités cognitives pendant le sevrage [s99]. Ces facteurs peuvent également rendre le sevrage plus difficile et doivent être pris en compte lors de la planification et de la mise en œuvre.

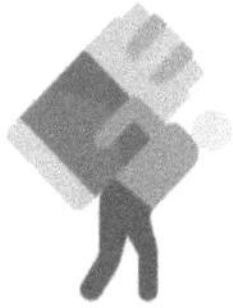

Bon à savoir

Contraceptifs hormonaux

Les contraceptifs hormonaux comme la pilule peuvent accélérer la dégradation de la nicotine dans le corps, ce qui influence le désir de fumer et la difficulté du sevrage.

Progestérone

La progestérone, une autre hormone sexuelle féminine, peut réduire le désir de fumer contrairement à l'œstrogène, influençant ainsi positivement le sevrage tabagique.

Phase lutéale

La phase lutéale est la seconde moitié du cycle menstruel, où le niveau de progestérone est élevé, ce qui peut faciliter l'arrêt du tabac.

Thérapie de substitution nicotinique

La thérapie de substitution nicotinique utilise des produits comme des patchs ou des gommes à la nicotine pour sevrer lentement le corps de la nicotine. L'efficacité peut être affectée par la dégradation plus rapide de la nicotine chez les femmes, en particulier en combinaison avec la contraception hormonale.

Influence hormonale sur les envies

Corrélation entre les niveaux d'œstrogènes et les envies de cigarettes au cours d'un cycle menstruel.

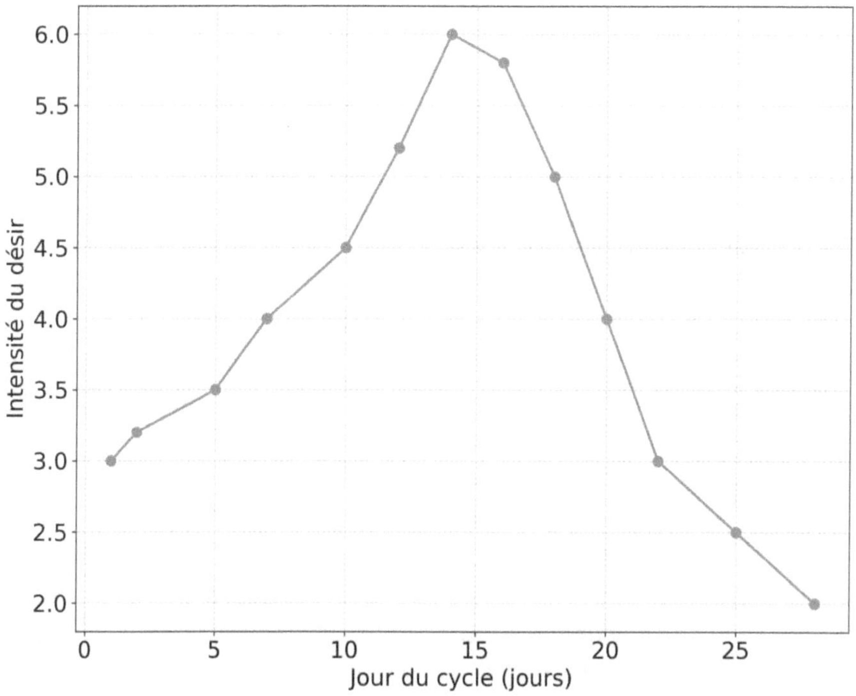

Ce graphique suggère un schéma cyclique dans l'intensité des envies, potentiellement corrélé aux fluctuations des niveaux d'œstrogènes. Les pics indiquent des périodes de vulnérabilité accrue aux rechutes, soulignant l'importance d'un soutien ciblé pendant ces périodes. Les données suggèrent également que les envies sont généralement plus faibles pendant la phase lutéale (progestérone plus élevée).

Contrôle du poids

La peur de prendre du poids constitue un grand obstacle pour de nombreuses femmes lors de l'arrêt du tabac. En effet, jusqu'à 75 % des fumeuses rapportent qu'elles ne souhaitent pas prendre plus de 2,3 kg [s100]. Cette crainte peut non seulement empêcher le début d'un sevrage, mais aussi entraîner des rechutes [s100]. Des études montrent que les femmes préoccupées par leur poids éprouvent des symptômes de sevrage plus intenses et rechutent plus souvent pendant la phase de sevrage [s100]. Il est donc important d'intégrer des stratégies de contrôle du poids dans le sevrage tabagique [s101]. L'activité physique, comme le yoga, peut aider à éviter une prise de poids tout en améliorant la santé mentale, ce qui augmente les chances de succès d'un sevrage tabagique [s102]. De plus, des verhaltensinterventionen visant une alimentation saine et plus d'exercice peuvent réduire la prise de poids sans compromettre l'abstinence [s103]. Un plan alimentaire structuré avec des repas réguliers et suffisamment d'exercice peut minimiser le risque de prise de poids. En particulier, les femmes souffrant de troubles de l'hyperphagie et en surpoids sont à risque de prendre du poids après l'arrêt du tabac [s104]. Pour ces femmes, une thérapie ciblée pour le trouble alimentaire est conseillée afin d'apprendre des mécanismes d'adaptation alternatifs au stress et d'établir des habitudes alimentaires régulières [s104]. En effet, des situations de stress, comme la perte d'un proche, peuvent intensifier à la fois le comportement alimentaire et le désir de fumer [s104]. La combinaison du sevrage tabagique et du traitement des troubles alimentaires peut ainsi soutenir le contrôle du poids et réduire la probabilité de rechute [s104]. Des interventions visant à réduire les émotions négatives liées au poids et à l'image corporelle peuvent également améliorer les chances de succès [s100].

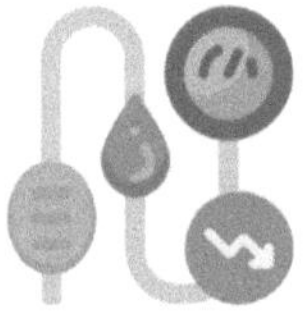

Bon à savoir

Trouble de l'hyperphagie

Trouble alimentaire caractérisé par des épisodes récurrents de fringales où de grandes quantités de nourriture sont consommées en peu de temps. Ces épisodes s'accompagnent souvent d'un sentiment de perte de contrôle et peuvent provoquer des sentiments de honte et de culpabilité. Le trouble de l'hyperphagie peut compliquer le sevrage tabagique, car la nourriture peut servir de satisfaction de remplacement pour la cigarette.

Évolution du poids pendant le sevrage tabagique chez les femmes

Évolution de l'IMC chez les femmes pendant le sevrage tabagique, classées par mécanismes d'adaptation.

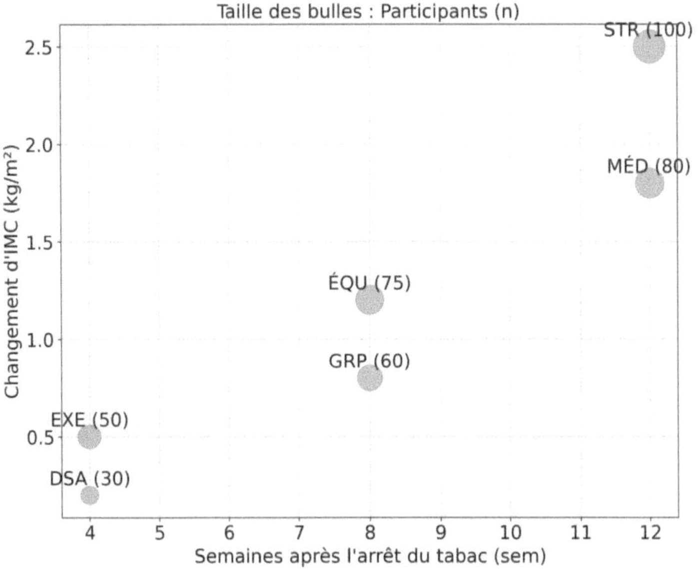

Blasengröße: Participantes (n)

DSA: Régime et habitudes saines	ÉQU: Approche équilibrée
EXE: Axé sur l'exercice	GRP: Groupes de soutien
MÉD: Assistance médicale	STR: Alimentation émotionnelle

Le graphique indique une tendance à l'augmentation de l'IMC pendant le sevrage tabagique. Les femmes utilisant l'alimentation émotionnelle comme mécanisme d'adaptation présentent l'augmentation d'IMC la plus importante, tandis que celles qui se concentrent sur l'exercice et une alimentation saine connaissent des changements moindres. Cela souligne l'importance d'intégrer des choix de mode de vie sains pendant le processus de sevrage afin d'atténuer la prise de poids potentielle.

Conseils concrets

- Profitez des fluctuations hormonales liées au cycle à votre avantage : planifiez votre arrêt du tabac pendant la deuxième moitié du cycle, lorsque la progestérone vous aide à atténuer les envies.
- Offrez-vous un bain relaxant à l'huile de lavande lors des phases de forte envie de fumer – cela apaise et réduit le stress.
- Tenez un journal de cycle pour reconnaître vos hauts et bas personnels en matière d'envies de fumer et pour y remédier de manière ciblée.
- Développez des stratégies individuelles pour chaque phase du cycle : exercice pendant le syndrome prémenstruel, relaxation pendant les menstruations.
- Parlez ouvertement avec les femmes de votre entourage des défis hormonaux liés à l'arrêt du tabac et échangez vos expériences.
- Renforcez votre auto-soin pendant la première moitié du cycle : offrez-vous suffisamment de sommeil, une alimentation saine et des activités bénéfiques.
- Exploitez la puissance des rituels féminins : créez une tisane sans tabac à base de alchémille et d'achillée millefeuille, qui vous soutiendra pendant la ménopause.
- Trouvez une mentor pour l'arrêt du tabac qui comprenne les particularités hormonales des femmes et vous accompagne de manière individuelle.
- Célébrez vos journées sans tabac avec un rituel qui renforce votre féminité – une nouvelle robe, une visite au salon de beauté.

4. 2 Particularités chez les hommes

Les hommes associent souvent le tabagisme à la force et au contrôle. L'arrêt du tabac peut donc être interprété comme une perte de ces caractéristiques et renforcer la pression de performance. Parallèlement, les attentes sociales et les stéréotypes de genre influencent le comportement tabagique et compliquent le sevrage. Le corps réagit au sevrage de la nicotine par une multitude de changements, parfois difficiles. Ce chapitre met en lumière les aspects spécifiques au genre du sevrage tabagique chez les hommes et ouvre la voie à une vie sans tabac, autodéterminée.

Les hommes perçoivent souvent l'arrêt du tabac comme un défi à leur masculinité, car le tabagisme est à tort associé à la force et au contrôle. Le sevrage peut donc être lié à une pression et à un sentiment de perte de contrôle. Il est important de remettre en question cette image de genre et de souligner les effets positifs de l'arrêt du tabac sur la santé et l'estime de soi.

Gérer la pression de la performance

De nombreux hommes associent le tabagisme au succès, à la force et au contrôle. L'arrêt du tabac peut donc être interprété comme un signe de faiblesse et de perte de contrôle, ce qui renforce la pression de performance. [s105] Cette pression peut se manifester dans divers domaines de la vie : au travail, en famille ou parmi les amis. Pour briser ce cercle vicieux, il est important de remettre en question le lien entre le tabagisme et la performance. La nicotine n'améliore pas la performance, mais lui nuit à long terme. Concentrez-vous plutôt sur les véritables avantages d'un sevrage tabagique : plus d'énergie, une meilleure condition physique et une estime de soi renforcée grâce à la réussite de la lutte contre la dépendance. Ces effets positifs renforcent la confiance en soi et réduisent la pression de devoir se définir par rapport aux cigarettes. Une stratégie pour réduire la pression consiste à se fixer des objectifs réalistes. Au lieu de viser une rupture radicale, des réductions progressives de la consommation de tabac peuvent aider à vivre des succès et à augmenter la motivation. Un homme qui fume 20 cigarettes par jour pourrait, par exemple, se fixer comme objectif de n'en fumer que 15 la première semaine, 10 la deuxième semaine, et ainsi de suite. Cette méthode permet de contrôler le processus et de vivre des expériences positives, ce qui réduit à son tour la pression de performance. [s105] De plus, il peut être utile de considérer le sevrage tabagique comme une compétition sportive avec soi-même. Documentez vos progrès, récompensez-vous pour les étapes atteintes et analysez les revers pour en tirer des leçons. Ainsi, vous transformez la pression en un défi positif et renforcez votre sentiment d'efficacité personnelle. Le soutien d'amis, de la famille ou de selbsthilfegruppen peut également atténuer la pression et offrir de nouvelles stratégies de gestion. Une communication ouverte sur ses propres difficultés et succès soulage et renforce le sentiment de communauté. Il est important de trouver la stratégie qui vous convient et de ne pas se laisser décourager par les revers. Chaque pas vers la liberté de fumer est un succès et contribue à

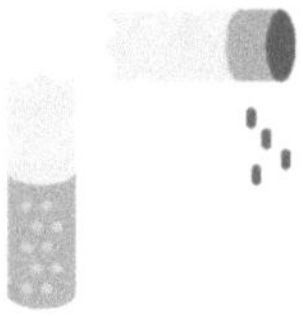

surmonter la pression de performance à long terme et à mener une vie plus saine et plus autonome.

Bon à savoir

Estime de soi

L'estime de soi décrit l'évaluation personnelle de sa personnalité et de sa valeur. Une faible estime de soi peut rendre l'arrêt du tabac plus difficile pour les hommes, car le tabagisme est faussement utilisé comme moyen de validation personnelle et de gestion du stress. La réussite du sevrage tabagique peut renforcer durablement l'estime de soi.

Nicotine

La nicotine est une substance addictive présente dans le tabac qui active le système de récompense du cerveau, entraînant ainsi une dépendance. Chez les hommes, le manque de dopamine causé par le sevrage de nicotine peut entraîner des symptômes de sevrage accrus tels que l'irritabilité, des difficultés de concentration et une augmentation de l'appétit.

Faire face à la pression pendant le sevrage tabagique : les stratégies des hommes

Comparaison des mécanismes d'adaptation utilisés par les hommes pour cesser de fumer.

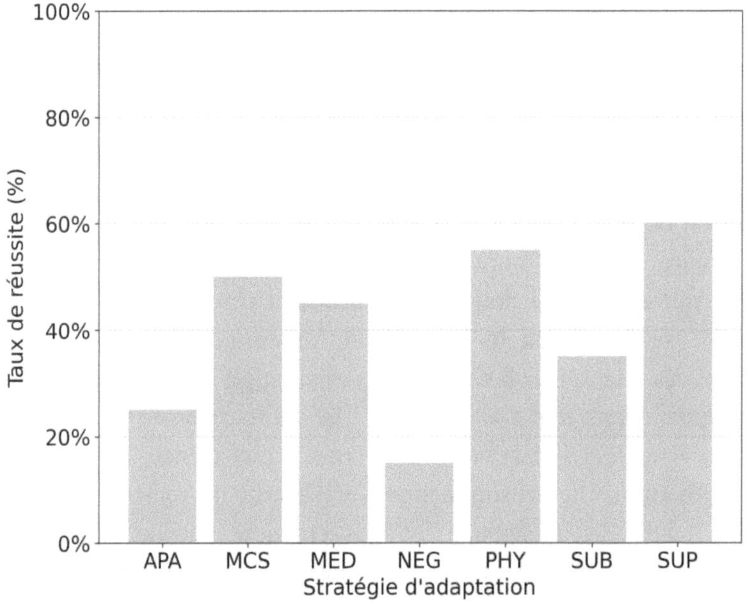

APA: Évitement (p. ex., éviter les déclencheurs)

MCS: Pleine conscience/compétences d'adaptation

MED: Médicaments (p. ex., TRN)

NEG: Déni/Minimisation

PHY: Activité physique

SUB: Substitution (p. ex., vapotage)

SUP: Groupes de soutien

Ce graphique met en évidence l'efficacité variable des différentes stratégies d'adaptation que les hommes utilisent pour cesser de fumer. L'évitement et le déni semblent moins efficaces que les stratégies plus proactives. La recherche de soutien et la pratique d'une activité physique sont corrélées à des taux de réussite plus élevés, ce qui suggère que le fait de relever activement le défi plutôt que de le supprimer conduit à de meilleurs résultats. Cela souligne l'importance de recommander et de fournir des ressources pour ces mécanismes d'adaptation plus efficaces dans les programmes de sevrage tabagique.

Attentes sociales

Les attentes sociales influencent fortement le comportement tabagique des hommes et peuvent compliquer le sevrage tabagique. Les normes sociétales et les stéréotypes de genre façonnent souvent la perception de la masculinité, le tabagisme étant parfois associé à des attributs tels que la force, l'indépendance ou le style [s106]. Ces associations peuvent amener les hommes à attribuer une valeur sociale à la consommation de tabac et à l'utiliser comme moyen d'intégration dans certains groupes ou de validation de leur identité. L'arrêt du tabac peut alors être perçu comme une rupture avec ces normes et une perte d'appartenance sociale. Un homme qui est le seul non-fumeur dans son cercle d'amis pourrait, par exemple, se sentir exclu ou moins masculin. L'industrie du tabac renforce ces idées par des stratégies marketing ciblées qui s'adressent aux hommes dans leur prétendue rôle de fumeurs. Pour surmonter cette pression sociale, il est utile de prendre conscience de ses propres motivations pour la consommation de tabac et de remettre en question le lien entre le tabagisme et l'acceptation sociale. La prise de conscience que son identité ne dépend pas de la consommation de tabac et la recherche de stratégies alternatives pour l'interaction sociale, comme la participation à des activités sportives ou le développement d'autres loisirs, peuvent soutenir le processus de sevrage. De plus, l'échange avec d'autres hommes qui ont réussi à arrêter de fumer peut montrer que la liberté de fumer et la masculinité ne s'excluent pas mutuellement. Le développement d'une nouvelle image de soi qui met l'accent sur la santé et le bien-être renforce la motivation et la confiance en soi dans les situations sociales où le tabagisme est présent. Les différences de consommation de tabac entre les hommes et les femmes sont culturellement déterminées et varient dans le monde entier [s106]. Dans certaines cultures, le tabagisme est beaucoup plus répandu chez les hommes que chez les femmes, ce qui augmente encore la pression sociale sur les

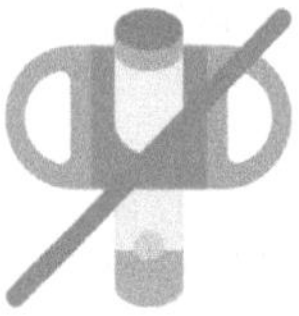

fumeurs masculins. Comprendre ces différences culturelles et s'engager avec les attentes qui y sont associées peut aider à développer des stratégies individuelles pour faire face à la pression sociale et réussir le sevrage tabagique.

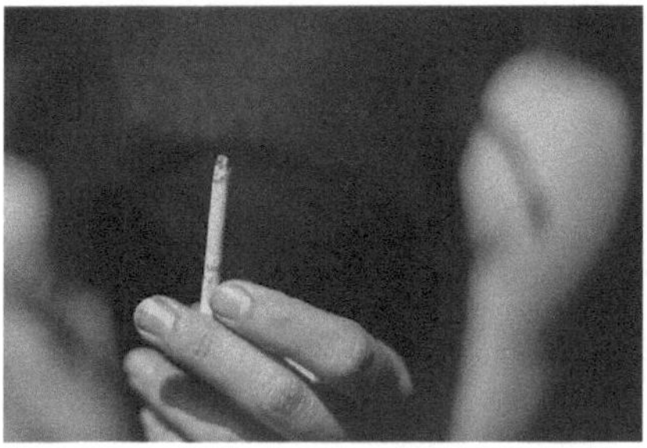

Image de soi [i17]

Bon à savoir

Stéréotypes de genre

Les stéréotypes traditionnels peuvent influencer la consommation de tabac chez les hommes. L'attente selon laquelle les hommes doivent être forts, indépendants et sans émotions peut les amener à utiliser le tabagisme comme mécanisme d'adaptation au stress et aux émotions. Dans le cadre du sevrage tabagique, il est important de remettre en question ces stéréotypes et de développer des stratégies alternatives favorisant la santé pour gérer le stress.

Stratégies marketing

L'industrie du tabac utilise des stratégies marketing spécifiques ciblant les hommes pour promouvoir la consommation de tabac. Ces stratégies jouent sur des conceptions traditionnelles de la masculinité et associent le tabagisme à des caractéristiques telles que la force, l'indépendance et le succès. De telles campagnes peuvent rendre le sevrage tabagique plus difficile pour les hommes, car elles s'attaquent à des normes sociales et des stéréotypes profondément ancrés.

Influences sociales sur l'arrêt du tabac chez les hommes

Répartition des facteurs sociaux affectant l'arrêt du tabac chez les hommes.

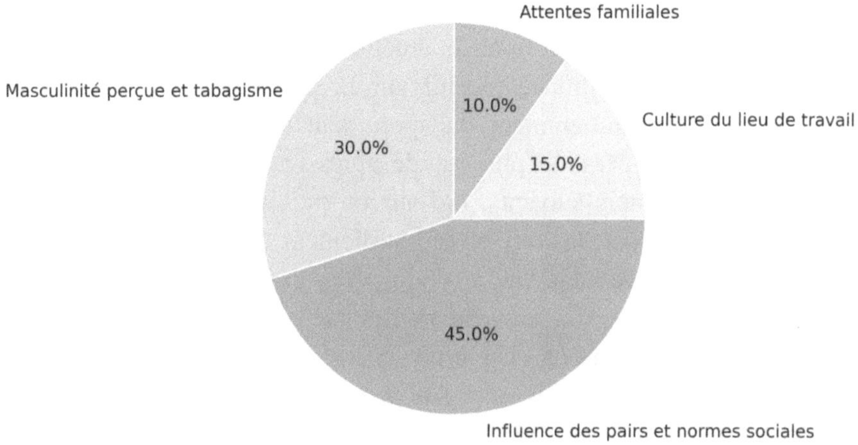

FAM: Attentes familiales

MAS: Masculinité perçue et tabagisme

PEER: Influence des pairs et normes sociales

WRK: Culture du lieu de travail

Ce graphique met en évidence l'influence significative des facteurs sociaux sur le parcours d'arrêt du tabac chez les hommes. La pression des pairs et les normes sociétales semblent jouer un rôle important, ce qui suggère que les interventions ciblant ces domaines pourraient être bénéfiques. Bien que la culture du lieu de travail contribue également, son impact semble moins prononcé que celui des cercles sociaux plus larges et de la masculinité perçue. Il est essentiel de s'attaquer à la pression intériorisée que les hommes peuvent ressentir pour se conformer à certains idéaux masculins, notamment en ce qui concerne le tabagisme, pour que les programmes d'abandon du tabac soient efficaces.

Changements physiques

Avec l'arrêt du tabac, de nombreux changements physiques se produisent, englobant à la fois des aspects positifs et des aspects temporairement désagréables. Déjà 20 minutes après la dernière cigarette, le pouls et la pression artérielle diminuent. Dans les 12 heures suivantes, le niveau de monoxyde de carbone dans le sang se normalise, améliorant ainsi l'apport en oxygène du corps. Cela a un impact positif sur la performance physique. Un homme qui fait régulièrement du sport peut constater une endurance accrue et une récupération plus rapide après l'arrêt du tabac. Au cours des deux à neuf mois suivants, la fonction pulmonaire et la circulation sanguine s'améliorent, la toux et l'essoufflement diminuent. Le corps se régénère progressivement, les cils vibratiles des voies respiratoires se rétablissent et peuvent à nouveau transporter efficacement le mucus et les toxines des poumons. Un effet positif qui conduit à une santé respiratoire nettement améliorée. Au cours de la première année après l'arrêt du tabac, le risque de maladies coronariennes et d'infarctus du myocarde est réduit de moitié par rapport à un fumeur. Après cinq à quinze ans, le risque d'accident vasculaire cérébral s'aligne sur celui d'un non-fumeur. Après dix ans, le risque de cancer du poumon diminue d'environ 50 %, et le risque de cancer de la cavité buccale, du pharynx, de l'œsophage, de la vessie, des reins et du pancréas diminue également considérablement. Après quinze ans sans cigarette, le risque de maladies coronariennes est équivalent à celui d'une personne qui n'a jamais fumé.

En plus de ces avantages pour la santé à long terme, certaines manifestations physiques peuvent également survenir dans les premières semaines suivant l'arrêt du tabac. Celles-ci incluent notamment :

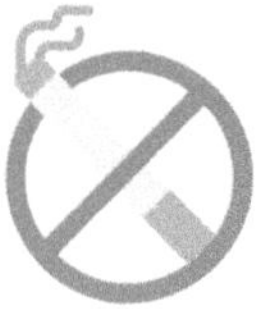

- augmentation de l'appétit et fringales
- prise de poids
- constipation
- troubles du sommeil
- difficultés de concentration
- irritabilité accrue

Ces symptômes sont généralement temporaires et disparaissent souvent dans les quelques semaines. Ils sont un signe que le corps se libère des effets de la nicotine et rétablit ses fonctions normales. Pour contrôler l'augmentation de l'appétit et une éventuelle prise de poids, une alimentation équilibrée riche en fruits et légumes est conseillée. L'exercice régulier non seulement détourne l'attention du désir de fumer, mais aide également à contrôler le poids et favorise le bien-être général. Un sommeil suffisant et des techniques de relaxation comme le yoga ou la méditation peuvent aider en cas de troubles du sommeil et d'irritabilité. Si les symptômes de sevrage sont sévères ou persistent pendant une longue période, il est recommandé de consulter un médecin. Il existe différentes façons d'atténuer ces symptômes et de réussir l'arrêt du tabac. Les changements physiques positifs qui accompagnent l'arrêt du tabac l'emportent nettement sur les désagréments temporaires et contribuent de manière significative à une vie plus saine et plus longue.

Bon à savoir

Cils vibratiles

Les cils vibratiles sont de fines structures ressemblant à des poils dans les voies respiratoires qui transportent le mucus et les toxines des poumons. Fumer endommage les cils vibratiles, ce qui entraîne de la toux et des difficultés respiratoires. Après l'arrêt du tabac, les cils vibratiles se régénèrent, améliorant ainsi le nettoyage des poumons.

Maladies coronariennes

Les maladies coronariennes résultent du rétrécissement des artères coronaires qui alimentent le muscle cardiaque en sang. Fumer est un facteur de risque important pour cette maladie. L'arrêt du tabac peut réduire considérablement le risque de maladies coronariennes et d'infarctus.

Monoxyde de carbone

Le monoxyde de carbone est un gaz incolore et inodore qui se forme lors de la combustion du tabac et réduit l'absorption d'oxygène dans le sang. Après l'arrêt du tabac, le niveau de monoxyde de carbone se normalise rapidement, ce qui améliore l'apport en oxygène aux muscles et aux organes et augmente la performance physique.

Effets de l'arrêt du tabac (hommes)

Changements physiques positifs après l'arrêt du tabac

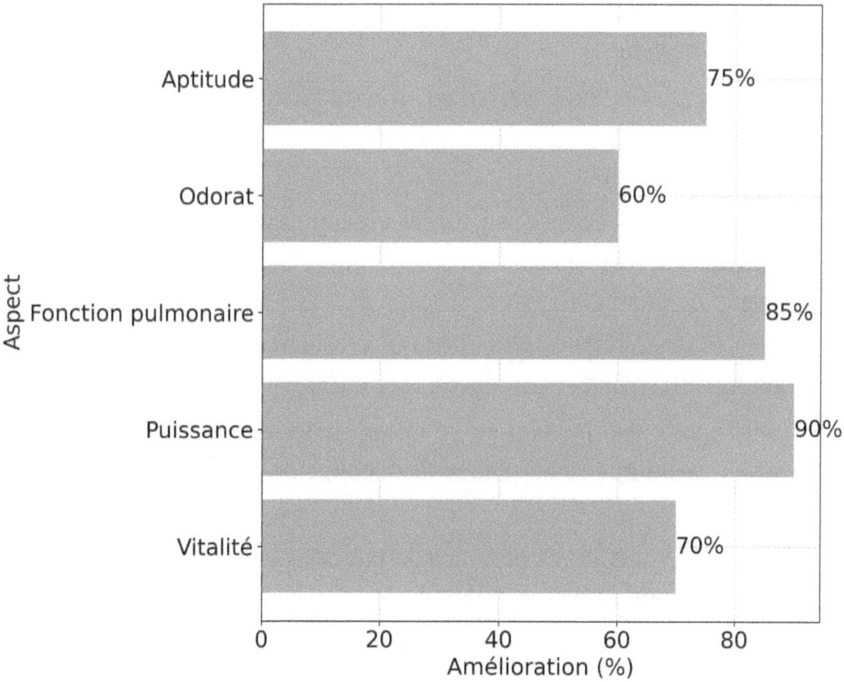

APT: Aptitude

ODO: Odorat

VIT: Vitalité

FPU: Fonction pulmonaire

PUI: Puissance

Le diagramme à barres visualise l'amélioration de divers aspects physiques après l'arrêt du tabac chez les hommes. Une fonction pulmonaire et une forme physique améliorées permettent une capacité de charge sportive plus élevée. Une meilleure circulation sanguine et un meilleur apport en oxygène entraînent une puissance et une vitalité accrues.

Conseils concrets

- Ancrez votre abstinence de tabac dans votre identité masculine : considérez l'arrêt du tabac comme une expression de force et de maîtrise de soi.
- Recherchez la compétition et le défi : mesurez vos progrès dans l'arrêt du tabac comme des succès sportifs et partagez-les avec d'autres hommes.
- Soulignez les effets positifs de l'arrêt du tabac sur votre performance physique et votre virilité : plus d'énergie, meilleure endurance – c'est la force masculine.
- Utilisez l'argent économisé sur les cigarettes pour des activités typiquement masculines : un nouvel outil, une sortie de pêche, un whisky de qualité.
- Trouvez des modèles masculins qui vivent avec succès sans tabac et laissez-vous inspirer par leurs expériences.
- Développez des rituels pour gérer les envies qui correspondent à votre masculinité : une séance de découpe de bois, un entraînement de boxe.
- Discutez avec d'autres hommes de vos défis liés à l'arrêt du tabac et construisez un réseau de soutien.
- Montrez par votre abstinence de tabac que masculinité et santé peuvent aller de pair.
- Considérez l'arrêt du tabac comme un investissement dans votre avenir et celui de votre famille : un père en bonne santé, un partenaire fort.
- Concentrez-vous sur les avantages pour votre apparence : une peau meilleure, des dents plus blanches, une haleine fraîche.

4. 3 Défis communs

Le partenariat, la profession et l'environnement social influencent de manière significative l'arrêt du tabac. Différentes dynamiques et défis peuvent diminuer la motivation et favoriser les rechutes. Des soucis financiers à la pression des pairs – ce chapitre met en lumière les obstacles complexes sur le chemin de la liberté tabagique. Découvrez comment les surmonter et augmenter durablement vos chances de succès.

Un arrêt commun du tabac nécessite des stratégies individuelles et un soutien mutuel pour garantir un succès à long terme.

Dynamiques de couple

L'arrêt commun du tabac dans une relation nécessite une stratégie coordonnée, car la dynamique entre les partenaires influence considérablement le succès. Si le partenaire fume également, la probabilité que l'autre partenaire fume augmente [s107]. Cette situation exige une communication ouverte et la volonté des deux partenaires de modifier leurs habitudes. Un arrêt commun du tabac peut augmenter les chances de succès, car les partenaires peuvent se motiver et se soutenir mutuellement. En même temps, il est important de prendre en compte les besoins et les stratégies individuels. Ainsi, un partenaire pourrait préférer des nikotinersatzpraeparate, tandis que l'autre opte pour des techniques de relaxation. En plus du statut tabagique du partenaire, des facteurs socio-économiques, tels qu'un faible revenu, jouent également un rôle. Un faible revenu peut rendre l'arrêt du tabac plus difficile [s107]. Dans ce cas, les soucis financiers et le stress liés aux difficultés financières peuvent diminuer la motivation à arrêter de fumer et favoriser les rechutes. Dans de telles situations, il est utile de se renseigner sur les possibilités de soutien financier, comme les subventions gouvernementales pour les programmes d'arrêt du tabac. De plus, des stratégies de gestion du stress, telles que des exercices de pleine conscience ou des activités sportives, peuvent être bénéfiques et aider à gérer le désir de cigarettes. Le cercle d'amis influence également l'arrêt du tabac. Offrir des cigarettes dans le cercle d'amis peut entraver l'arrêt du tabac, car cela est interprété comme un geste d'amitié [s108]. Dans ce cas, il est conseillé d'informer l'entourage de l'arrêt du tabac et de demander du soutien. Les amis peuvent contribuer en ne fumant pas en présence de l'ex-fumeur ou en l'aidant activement dans des activités sans tabac. De même, les normes et traditions culturelles qui favorisent le tabagisme ont un impact. Les fêtes religieuses où fumer est courant peuvent entraîner des rechutes [s108]. Il est donc important d'être conscient de ses propres situations à risque et de développer des comportements alternatifs pour résister aux tentations. Des idées fausses sur les conséquences sanitaires de l'arrêt du tabac peuvent

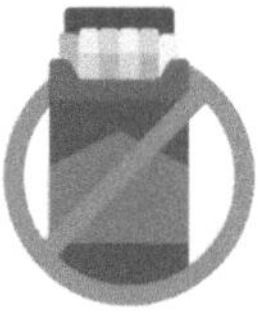

également diminuer la motivation. La crainte que l'arrêt du tabac puisse être nuisible à la santé est infondée et scientifiquement réfutée [s108]. Au contraire, l'arrêt du tabac améliore significativement la santé. De plus, des expériences négatives avec des offres d'aide peuvent empêcher de recourir à un soutien professionnel. Cependant, les barrières linguistiques ou le manque d'accessibilité ne devraient pas être un obstacle à la recherche d'aide [s108]. Il existe de nombreuses offres adaptées à différents besoins. Une recherche sur Internet ou une conversation avec le médecin généraliste peuvent aider à trouver l'offre appropriée.

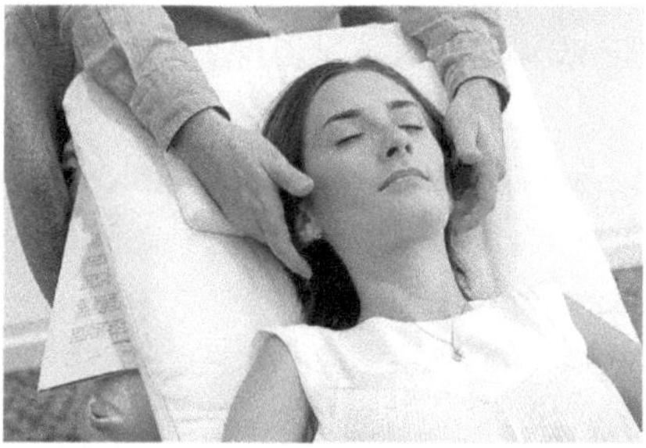

Techniques de relaxation [i18]

Bon à savoir

exercices de pleine conscience

Les exercices de pleine conscience aident à diriger l'attention vers le moment présent sans jugement. Cela peut contribuer à prendre conscience du désir d'une cigarette et à ne pas y céder.

techniques de relaxation

Les techniques de relaxation, telles que le yoga, la méditation ou la relaxation musculaire progressive, peuvent aider à gérer le stress et le désir de cigarettes qui peuvent survenir pendant l'arrêt du tabac.

facteurs socio-économiques

Les facteurs socio-économiques, tels que le revenu, l'éducation et l'environnement social, peuvent influencer la probabilité de fumer et le succès de l'arrêt du tabac. Par exemple, les soucis financiers ou un manque de soutien peuvent renforcer les défis de l'arrêt du tabac.

Conflits relationnels lors des tentatives d'arrêt du tabac

Sources courantes de conflits dans les couples lors de l'arrêt du tabac.

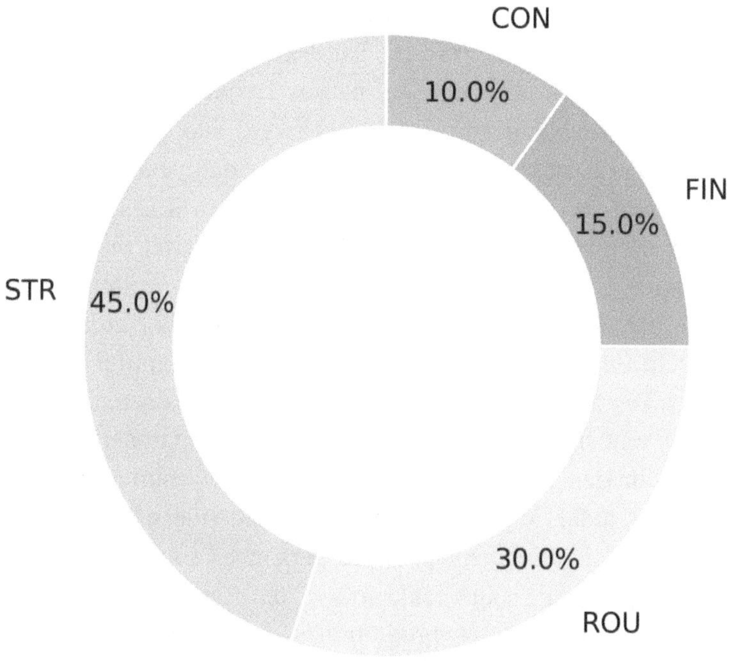

CON: Méthode d'arrêt

FIN: Préoccupations financières

ROU: Changements de routine sociale

STR: Stress/Irritabilité

Le stress et l'irritabilité liés aux symptômes de sevrage semblent être la principale source de conflit, ce qui suggère que les partenaires doivent comprendre et gérer ces difficultés. Les difficultés liées à la modification des routines sociales et à la navigation dans de nouvelles activités communes contribuent également de manière significative, soulignant l'importance d'établir de manière proactive de nouvelles habitudes saines. Bien que les préoccupations financières et les désaccords sur les méthodes d'arrêt jouent un rôle moindre, ils méritent néanmoins une attention particulière afin de garantir un environnement favorable à l'arrêt du tabac.

Intégration professionnelle

Le retour au travail ou le maintien de son emploi pendant et après un sevrage tabagique peut être influencé par divers facteurs. Une dépendance à la nicotine peut affecter la performance au travail, par exemple en provoquant des troubles de la concentration ou des pauses fréquentes pour fumer. Le sevrage, quant à lui, peut entraîner des charges supplémentaires, telles que l'irritabilité ou des troubles du sommeil, qui peuvent nuire à la performance professionnelle [s109]. Pour faire face à ces difficultés, il est judicieux de planifier et de préparer à l'avance l'arrêt du tabac sur le lieu de travail. Cela peut inclure l'information des collègues et des supérieurs sur le sevrage prévu ainsi que la création d'un environnement de soutien. Concrètement, cela peut signifier que le lieu de travail est rendu sans fumée pendant les premières semaines ou que les collègues sont invités à ne pas fumer dans les environs. L'utilisation des pauses pour des exercices de relaxation ou de courtes promenades peut également aider à gérer le besoin de nicotine et à favoriser la concentration. Particulièrement pour les personnes souffrant de troubles de la dépendance qui souhaitent arrêter de fumer, l'intégration des services de sevrage dans les programmes de traitement existants est importante [s109]. Cependant, le traitement simultané de plusieurs dépendances peut être complexe et nécessite une approche coordonnée. Il est essentiel que les équipes de traitement disposent de l'expertise nécessaire dans le traitement de la dépendance à la nicotine et tiennent compte des besoins spécifiques des personnes concernées. Ainsi, la gestion simultanée de la dépendance à l'alcool et à la nicotine peut représenter une charge particulière pour l'individu, augmentant ainsi le risque de rechute. Une thérapie individualisée, qui aborde à la fois les problèmes de dépendance et la situation professionnelle, peut soutenir de manière significative le succès du sevrage et faciliter le retour au travail ou la sécurisation de l'emploi existant. Une telle thérapie peut par exemple

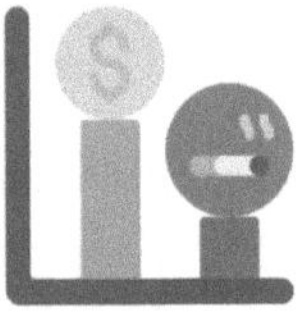

enseigner des stratégies de gestion du stress au travail, d'évitement des situations à risque et de gestion des envies de substances. La collaboration avec l'employeur peut également être utile dans le cadre de l'intégration professionnelle pour créer un environnement de travail favorable et aborder rapidement les difficultés potentielles.

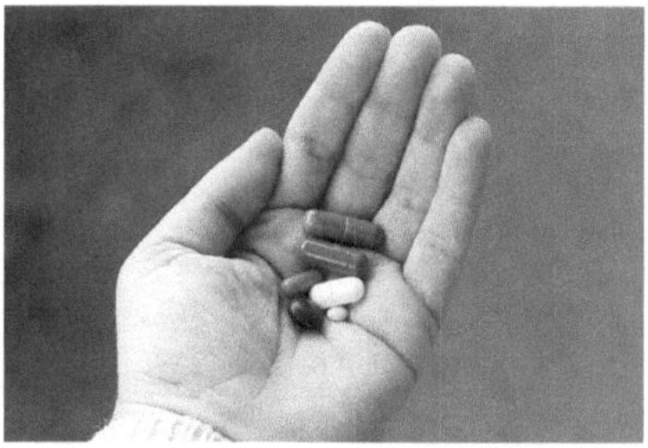

Dépendances [i19]

Bon à savoir

Dépendance à la nicotine

Une dépendance physique et psychologique à la nicotine, qui rend l'arrêt du tabac ou de la consommation de tabac difficile.

Rechute

Le retour à la consommation de tabac après une période d'abstinence. Les rechutes sont fréquentes dans le processus de sevrage tabagique et doivent être considérées comme une opportunité d'apprentissage et d'ajustement des stratégies.

Sevrage

Les symptômes physiques et psychologiques qui surviennent lorsqu'une personne dépendante d'une substance ne consomme plus cette substance. Dans le contexte du sevrage tabagique, cela peut entraîner de l'irritabilité, des troubles du sommeil, des difficultés de concentration et un fort besoin de nicotine.

Troubles de la dépendance

Maladies caractérisées par une consommation compulsive de substances ou de comportements, malgré des conséquences négatives. Lors du sevrage tabagique, il est important de prendre en compte les troubles de la dépendance existants, car ils peuvent compliquer le processus et nécessiter un traitement supplémentaire.

Taux de réussite des stratégies de cessation du tabagisme en milieu de travail

Comparaison de l'efficacité des différentes stratégies

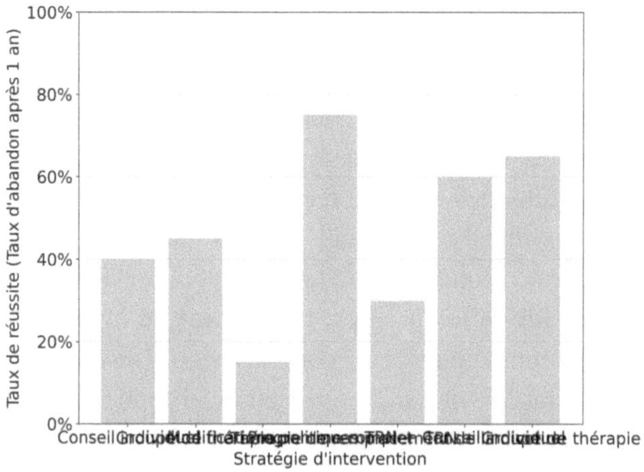

CI: Conseil individuel

GT: Groupe de thérapie

TRN: Thérapie de remplacement de la nicotine (TRN)

TRN+GT: TRN + Groupe de thérapie

Complet: Programme complet (TRN + CI + GT + Politique)

ModPol: Modifications politiques (p. ex. zones fumeurs désignées)

TRN+CI: TRN + Conseil individuel

Ce graphique met en évidence les taux de réussite variables des différentes stratégies de cessation du tabagisme mises en œuvre sur le lieu de travail. Alors que les conseils individuels et la thérapie de groupe affichent un succès modéré, la combinaison de ceux-ci avec une thérapie de remplacement de la nicotine (TRN) améliore considérablement les résultats. Les changements de politique, tels que les zones fumeurs désignées plus éloignées du bâtiment, montrent un impact plus faible mais néanmoins positif. L'approche la plus efficace semble être un programme complet qui intègre plusieurs stratégies, notamment des conseils individuels, un soutien de groupe, la TRN et des ajustements de politique.

Motivation à long terme

La motivation à long terme est essentielle pour un sevrage tabagique réussi. Après une euphorie initiale, la motivation peut diminuer, ce qui favorise les rechutes. Il est donc important de développer des stratégies qui maintiennent la motivation sur une période prolongée. La gamification, c'est-à-dire l'intégration d'éléments ludiques, peut être efficace ici [s110]. Ainsi, des messages motivants quotidiens, intégrés dans des applications, peuvent créer de petites réussites et renforcer la motivation. Des récompenses virtuelles ou l'atteinte de nouveaux niveaux dans un programme basé sur une application offrent des incitations supplémentaires et favorisent la persévérance. Suivre les progrès, notamment en notant les jours sans tabac ou les sommes d'argent économisées, visualise les succès et renforce la confiance en soi. L'utilisation d'applications numériques pour le sevrage tabagique offre de nombreuses possibilités de promouvoir la motivation à long terme [s111]. Ces applications proposent souvent des programmes personnalisés et des outils interactifs qui répondent aux besoins individuels des utilisateurs. L'échange avec d'autres utilisateurs dans des forums en ligne ou des groupes de soutien peut également renforcer la motivation et favoriser le sentiment de communauté. Il est utile de se fixer des objectifs réalistes et de les augmenter progressivement. Au lieu de renoncer complètement aux cigarettes immédiatement, on pourrait d'abord réduire le nombre de cigarettes fumées par jour. Chaque étape réussie, comme une semaine sans tabac, renforce la confiance en soi et motive à passer à l'étape suivante. Il est également important d'être conscient de ses propres situations à risque, où la tentation de fumer est particulièrement forte. Cela peut inclure certains lieux, des occasions sociales ou des états émotionnels. Pour de telles situations, il est conseillé de développer à l'avance des comportements alternatifs pour résister aux tentations. Une promenade à l'air frais, un bain relaxant ou une conversation avec

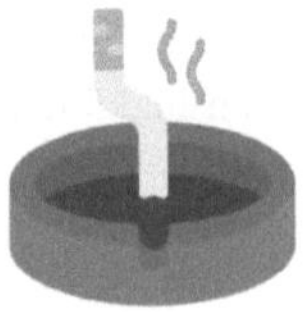

un ami peuvent aider à surmonter l'envie d'une cigarette. Le soutien de l'entourage social est également crucial pour le succès à long terme. La famille et les amis peuvent soutenir activement l'arrêt du tabac en ne fumant pas en présence de l'ex-fumeur et en l'encourageant dans ses efforts. De plus, des offres d'aide professionnelles, telles qu'une thérapie comportementale ou une consultation téléphonique, peuvent offrir un soutien précieux et aider à maintenir la motivation à long terme. Même après un sevrage tabagique réussi, il est important de rester vigilant et de continuer à appliquer les stratégies apprises pour prévenir une rechute.

Bon à savoir

Applications

Les applications mobiles peuvent soutenir le sevrage tabagique grâce à des fonctionnalités telles que le suivi des progrès, la gamification, des journaux de sevrage à la nicotine et l'accès à des communautés de soutien. Elles offrent un soutien personnalisé et facilement accessible.

Euphorie

En ce qui concerne le sevrage tabagique, l'euphorie décrit le sentiment de bien-être initial et la motivation souvent ressentis au début de l'arrêt du tabac. Cependant, cette euphorie peut rapidement s'estomper et laisser place aux symptômes de sevrage et au désir de nicotine.

Gamification

La gamification utilise des éléments typiques des jeux tels que des points, des récompenses et des compétitions pour augmenter la motivation au sevrage tabagique et la maintenir à long terme. Cela peut être particulièrement utile pour surmonter l'euphorie initiale et favoriser la persévérance.

Motivation au fil du temps

Visualisation des niveaux de motivation tout au long du processus d'abandon.

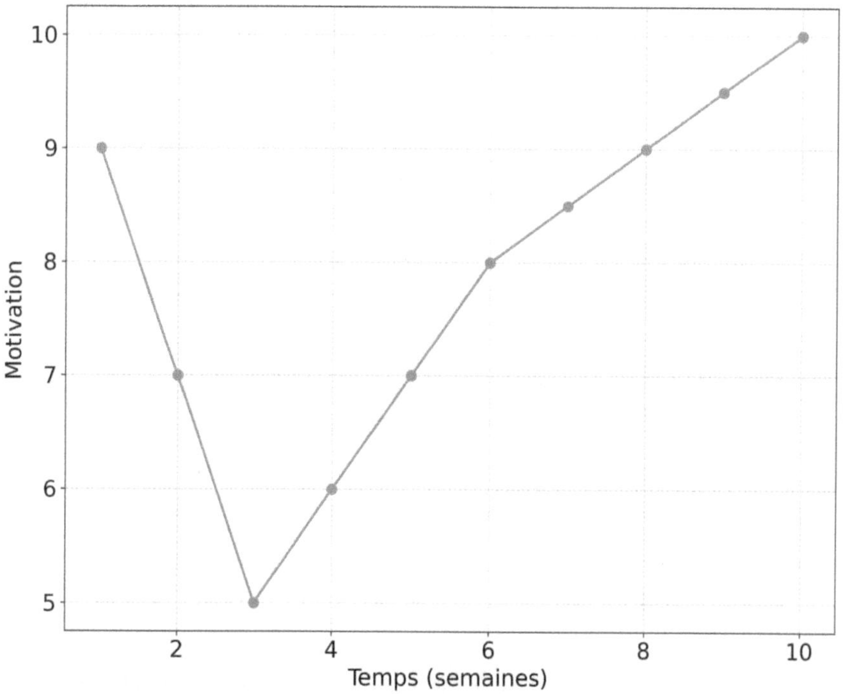

La motivation a tendance à être élevée au début, diminue pendant les périodes de sevrage et d'envie, puis augmente progressivement à mesure que les individus ressentent les bienfaits de l'abandon. Les fluctuations soulignent l'importance d'un soutien continu et de stratégies d'adaptation.

Conseils concrets

- Créez ensemble des zones sans fumée chez vous et rendez-les activement confortables.
- Développez de nouveaux rituels pour les pauses communes qui remplacent le tabagisme, comme une courte promenade ou un rituel de thé partagé.
- Parlez ouvertement des défis spécifiques au genre liés à l'arrêt du tabac, tels que les fluctuations hormonales ou les attentes sociétales.
- Soutenez-vous mutuellement dans la recherche de stratégies d'adaptation individuelles pour gérer l'envie de fumer, adaptées aux besoins de chacun.
- Fixez des moments précis pour des activités communes sans tabac afin de créer des souvenirs positifs et de renforcer la motivation.
- Réfléchissez ensemble aux changements positifs dans votre relation grâce à l'arrêt du tabac, comme plus de temps ensemble ou une communication améliorée.
- Élaborez une stratégie commune pour faire face aux situations difficiles où la tentation de fumer est particulièrement forte.
- Célébrez ensemble vos succès, qu'ils soient petits ou grands, pour encourager la motivation et la compréhension mutuelle.
- Rendez vos loisirs communs actifs et variés pour éloigner les pensées liées au tabagisme et découvrir de nouveaux centres d'intérêt.
- Profitez du défi commun de l'arrêt du tabac pour renforcer votre relation et développer une compréhension plus profonde l'un de l'autre.

Révision - 4. Aspects liés au sexe

Le sevrage tabagique est un processus individuel influencé à la fois par des facteurs physiques et psychosociaux. Les différences spécifiques au sexe jouent un rôle important et doivent être prises en compte lors de l'élaboration d'une stratégie personnelle d'arrêt du tabac. Il est connu que les fluctuations hormonales au cours du cycle féminin peuvent influencer le désir de fumer. Il est donc conseillé d'observer votre cycle et de considérer le début de votre sevrage à un moment où les conditions hormonales sont plus favorables. La peur répandue de prendre du poids après l'arrêt du tabac peut être gérée avec succès par une combinaison d'alimentation consciente, d'exercice régulier et, si nécessaire, de conseils professionnels. Veillez à aborder les émotions négatives liées à votre image corporelle et à encourager des discours intérieurs positifs.

Pour les hommes, le sevrage tabagique représente également un défi particulier. Dans le contexte de la masculinité et de la pression de performance, l'arrêt du tabac peut être mal interprété comme un signe de faiblesse. Il est donc important de remettre en question les stéréotypes associés et de se concentrer sur les véritables avantages de la liberté vis-à-vis du tabac : plus d'énergie, une meilleure condition physique et une estime de soi améliorée. Fixez-vous des objectifs réalistes, suivez vos progrès et récompensez-vous pour les étapes atteintes. L'échange avec d'autres hommes ayant réussi à arrêter de fumer, que ce soit dans des groupes de soutien ou des forums en ligne, peut offrir un soutien précieux et ouvrir de nouvelles perspectives. Soyez conscient des stratégies marketing de l'industrie du tabac, qui associent souvent des images traditionnelles de la masculinité à la consommation de tabac, et ne laissez pas cela vous influencer.

Indépendamment du sexe, les dynamiques sociales et relationnelles jouent un rôle décisif. Un sevrage commun avec le partenaire peut augmenter les chances de succès, mais nécessite des accords clairs et la prise en compte des besoins individuels. Informez votre entourage de votre arrêt du tabac et demandez du soutien. Une communication ouverte sur vos défis et vos réussites peut réduire la pression et favoriser la compréhension. Des facteurs socio-économiques, tels que des préoccupations financières, peuvent également compliquer le sevrage. N'hésitez pas à demander de l'aide professionnelle et à vous renseigner sur les possibilités de soutien financier.

Les changements physiques après l'arrêt du tabac sont variés et vont des symptômes de sevrage à court terme, tels qu'une augmentation de l'appétit et des troubles du sommeil, à des améliorations de santé à long terme. Intégrez des stratégies pour faire face à ces défis dans votre quotidien : une alimentation équilibrée, une activité physique régulière et des techniques de relaxation peuvent vous aider à surmonter avec succès la phase initiale. Utilisez des outils numériques, comme des applications, pour suivre vos progrès, vous motiver et entrer en contact avec d'autres ex-fumeurs. Rappelez-vous : chaque pas vers la liberté du tabac est un succès et contribue à une vie plus saine et plus autonome. Persévérez, même en cas de revers – la motivation à long terme est la clé du succès. Vous pouvez le faire !

5. Maintien de l'abstinence tabagique

Pourquoi certaines personnes parviennent-elles sans effort à rester non-fumeurs, tandis que d'autres rechutent sans cesse ? Le chemin vers une vie sans tabac est semblable à un voyage où chaque pas compte et de nouvelles perspectives émergent. Les anciens fumeurs qui réussissent ont un point commun : ils n'ont pas seulement arrêté de fumer, mais ont réorienté leur vie. La liberté acquise vis-à-vis du tabac ouvre des opportunités pour des changements positifs dans tous les domaines de la vie. Dans ce chapitre, vous découvrirez les stratégies décisives qui font la différence entre un arrêt temporaire et une véritable liberté du tabac.

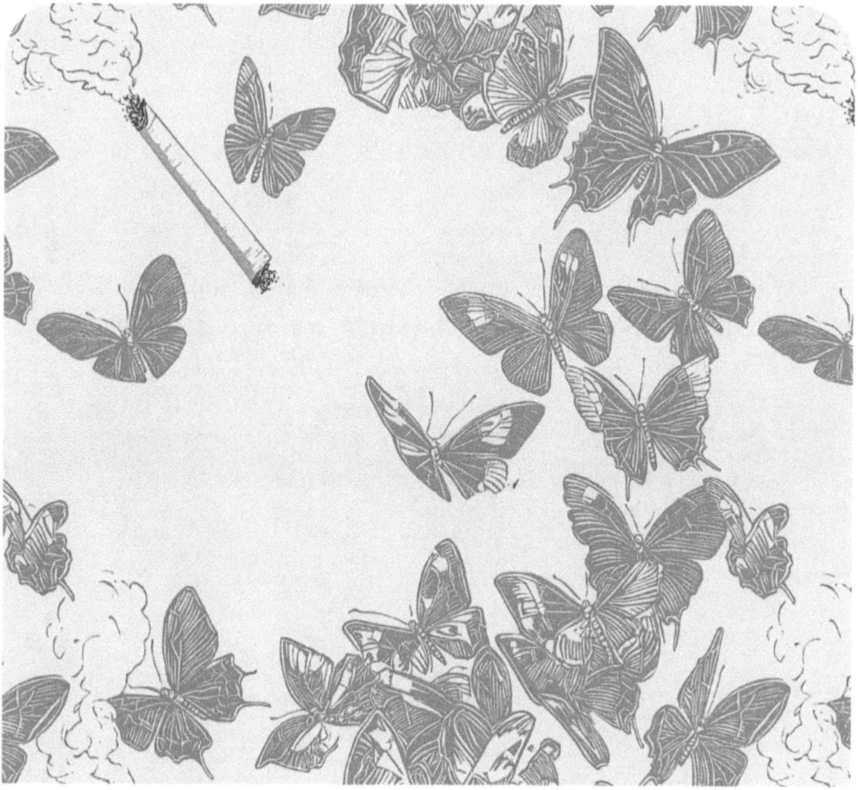

5. 1 Prévention des rechutes

La liberté durable du tabac nécessite plus qu'un simple arrêt initial du tabac. La prévention des rechutes offre des stratégies concrètes pour rester sans tabac à long terme et faire face avec succès aux nombreux défis après le sevrage. Elle aborde les signaux d'alerte physiques et psychologiques, les situations de risque personnelles et la construction d'une base solide pour une abstinence durable. Cette section met en lumière les aspects les plus importants de la prévention des rechutes et vous montre comment maximiser vos chances de liberté tabagique durable. Préparez-vous et découvrez comment rester fort et sans tabac à long terme.

Les symptômes de sevrage sont certes désagréables, mais temporaires et constituent un signal d'alerte important qui montre que le corps se libère de la dépendance à la nicotine. Les reconnaître et appliquer des stratégies d'adaptation ciblées renforce la résilience face à une rechute.

Reconnaître les signes d'alerte

Le chemin vers la tabac abstinence est souvent semé d'embûches, qui peuvent être interprétées comme des signes d'alerte d'une possible rechute. Reconnaître ces signaux tôt augmente les chances d'éviter une rechute et de rester définitivement non-fumeur. En particulier, les premiers jours après l'arrêt du tabac sont critiques, car c'est à ce moment que les symptômes de sevrage sont les plus forts [s112]. Le corps réagit au sevrage de nicotine par divers symptômes physiques et psychologiques. Des difficultés de concentration, une augmentation de l'appétit, de l'agitation et de l'irritabilité ne sont que quelques exemples. Bien que ces symptômes soient désagréables, ils sont temporaires et un signe que le corps se libère de la dépendance à la nicotine. Cela peut être comparé au sevrage d'autres substances, où des symptômes physiques et psychologiques apparaissent également. Ceux qui comprennent ces symptômes de sevrage comme un signal d'alerte et sont conscients de leur caractère éphémère sont mieux préparés à résister à une rechute. Un outil utile pour évaluer la dépendance à la nicotine et le risque de rechute associé est le test de Fagerström [s112]. Sur la base des résultats du test, il est possible de choisir la forme de thérapie appropriée et ainsi d'augmenter les chances de succès de l'arrêt du tabac. En plus des symptômes physiques de sevrage, il existe également des signaux d'alerte psychologiques qui peuvent indiquer une rechute imminente. - Désir intense de fumer - - Pensées sur les aspects positifs du tabagisme - - Stress et tension accrus - - Troubles du sommeil - - Sentiments négatifs tels que l'anxiété ou la dépression. Ces signaux ne se manifestent pas toujours tous en même temps et leur intensité peut varier. Il est important de ne pas ignorer ces sentiments et pensées, mais de les reconnaître pour ce qu'ils sont : des signaux d'alerte annonçant une rechute. Au lieu de céder à ces sentiments, il est conseillé de se préparer des stratégies d'adaptation. Une promenade en plein air, des techniques de relaxation ou une conversation avec une personne de confiance peuvent aider à surmonter le désir de fumer et à prévenir une rechute. Même si les premiers jours sont particulièrement critiques, le risque de rechute demeure à long terme [s112]. Même après un an d'abstinence, il existe encore une probabilité de rechute. Il est donc important de rester vigilant même après une longue période sans tabac et de prêter attention aux signaux d'alerte. La réflexion sur ses propres situations à risque et le développement de stratégies d'adaptation individuelles restent également des éléments importants de la prévention des rechutes à long terme. Ainsi, l'abstinence tabagique réussie peut être maintenue durablement.

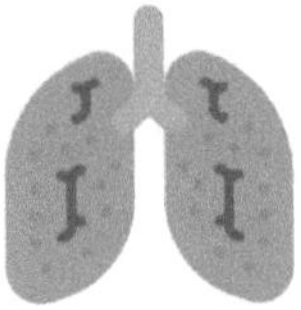

Bon à savoir

Dépendance à la nicotine
La dépendance physique et psychologique à la nicotine, qui augmente le risque de rechute.

Situations à risque
Situations ou circonstances qui renforcent le désir de cigarettes et augmentent la probabilité d'une rechute.

Abstinence
L'abstinence consciente et durable de la consommation de tabac.

Signes d'alerte de rechute

Fréquence et intensité des signes avant-coureurs de rechute.

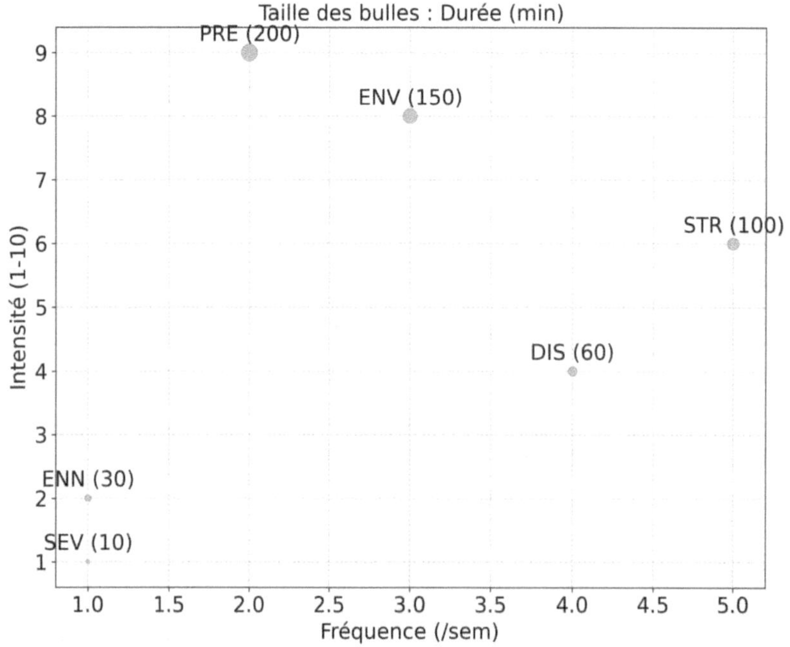

Blasengröße: Durée (min)

DIS: Détresse émotionnelle	ENN: Ennui
ENV: Envies	PRE: Pression sociale
SEV: Sevrage de la nicotine	STR: Stress

Ce graphique visualise les déclencheurs courants de rechute. Les bulles plus grandes représentent plus de temps passé à ressentir le déclencheur, tandis que la position sur l'axe des X indique la fréquence et l'axe des Y représente l'intensité. Les déclencheurs à haute fréquence et haute intensité (quadrant supérieur droit) posent le plus grand risque et nécessitent des stratégies d'adaptation proactives. Les déclencheurs peu fréquents et de faible intensité (quadrant inférieur gauche) peuvent nécessiter une gestion moins intensive, mais ne doivent pas être ignorés. La compréhension de ces schémas peut aider les individus à élaborer des plans personnalisés de prévention des rechutes.

Développer des stratégies d'urgence

Les stratégies d'urgence sont essentielles pour gérer efficacement les pensées et les envies de rechute qui surgissent. Le processus de rechute se déroule par étapes et commence souvent par des changements subtils sur le plan émotionnel et mental [s113]. Il est donc important de développer tôt des plans d'urgence individuels adaptés aux besoins personnels et aux situations à risque. Un tel plan comprend des instructions concrètes pour différentes phases du processus de rechute. Par exemple, en cas de rechute émotionnelle, qui se manifeste par une diminution de l'autosoins et un malaise général, le plan pourrait prévoir des activités telles que le sport, des techniques de relaxation ou des contacts sociaux [s113]. Ces mesures aident à réguler les émotions négatives et à améliorer le bien-être. En revanche, si des pensées concernant la consommation de tabac se manifestent de manière accrue, c'est-à-dire une rechute mentale, le plan peut inclure des stratégies telles que des auto-discours positifs, des exercices de pleine conscience ou l'écriture des raisons de rester non-fumeur [s113]. Cela permet d'interrompre les pensées liées à la consommation de tabac et de renforcer la motivation à l'abstinence. De plus, il est conseillé d'inclure dans le plan d'urgence les coordonnées de personnes de soutien, comme un thérapeute ou un groupe de soutien. Un plan d'urgence bien préparé sert de boussole dans les moments critiques et augmente la probabilité de prévenir une rechute avec succès. En complément du développement d'un plan d'urgence, il est important de prendre conscience de ses situations à haut risque et de développer des stratégies pour les éviter ou les gérer efficacement [s113]. Cela peut signifier éviter certains lieux ou situations sociales pour l'instant ou entraîner des comportements alternatifs dans ces situations. Par exemple, quelqu'un qui avait l'habitude de fumer une cigarette après un repas pourrait plutôt faire une promenade ou mâcher un chewing-gum sans sucre. L'évitement des situations à haut risque et

l'application des stratégies définies dans le plan d'urgence augmentent les chances de rester sans tabac à long terme.

Bon à savoir

Stratégies d'urgence
Mesures spécifiques planifiées à l'avance pour prévenir une rechute dans des situations difficiles ou des moments de désir. Elles servent d'instructions concrètes et offrent une orientation dans les moments critiques du sevrage tabagique.

Processus de rechute
Le développement progressif d'une rechute, qui commence souvent par des changements émotionnels et mentaux subtils et peut conduire à une nouvelle consommation de tabac si aucune stratégie d'adaptation appropriée n'est mise en œuvre.

Rechute émotionnelle
Un état dans le sevrage tabagique, caractérisé par des émotions négatives telles que le malaise, l'anxiété ou la frustration, qui augmente le risque de consommation de tabac.

Situations à haut risque
Situations ou circonstances spécifiques qui augmentent le désir de tabac et le risque de rechute. Des exemples incluent le stress, des événements sociaux avec des fumeurs ou certains états émotionnels.

Efficacité des stratégies d'urgence

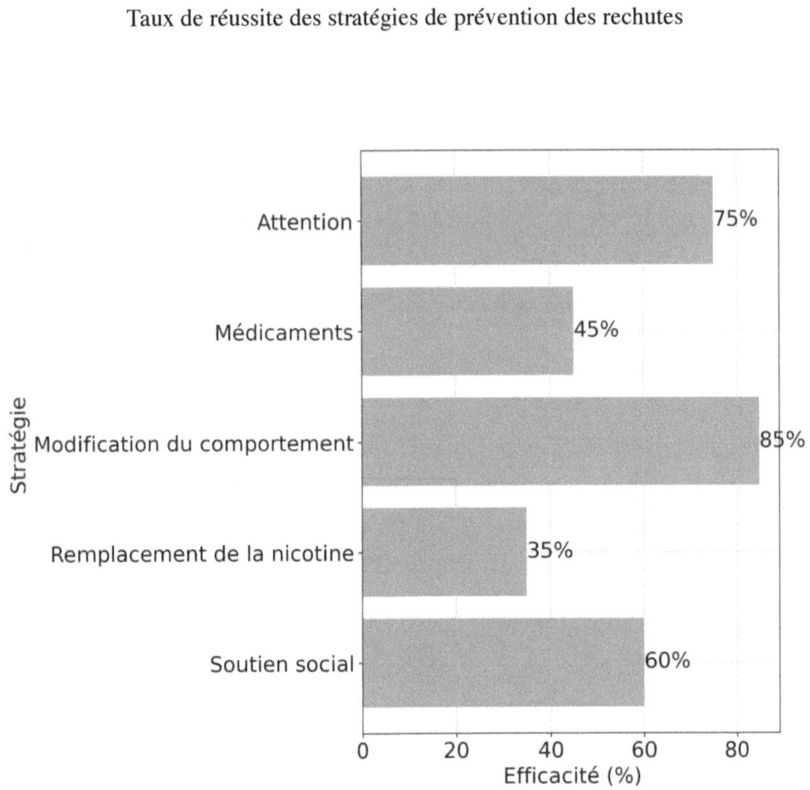

ATT: Attention
MED: Médicaments
MOC: Modification du comportement
RNI: Remplacement de la nicotine
SOS: Soutien social

Le diagramme à barres horizontales montre l'efficacité relative de différentes stratégies d'urgence pour l'abandon du tabac et de la cigarette. Les stratégies de modification du comportement et le soutien social affichent des taux de réussite plus élevés, tandis que la thérapie de remplacement de la nicotine et les médicaments semblent être moins efficaces. Les techniques de pleine conscience offrent un soutien modéré. La combinaison de différentes approches pourrait améliorer les chances de succès.

Renforcer la confiance en soi

La confiance en soi joue un rôle important dans l'arrêt du tabac. La certitude de rester non-fumeur même dans des situations difficiles influence considérablement le succès [s114]. Efficacité personnelle, c'est-à-dire la conviction de pouvoir contrôler son propre comportement, est un facteur particulièrement significatif pour l'abstinence à long terme après le début de l'arrêt du tabac [s114]. Fait intéressant, l'efficacité personnelle mesurée après l'arrêt du tabac est plus fortement corrélée au succès que celle mesurée auparavant [s114]. Cette constatation souligne l'importance de l'auto-observation continue et de l'adaptation des stratégies pendant le processus de sevrage. L'exercice physique peut, entre autres, renforcer la confiance en sa propre volonté [s115]. L'expérience de surmonter des défis physiques se transpose dans le sevrage et renforce la certitude de pouvoir surmonter l'envie de fumer [s115]. Un mode de vie actif contribue non seulement à la santé physique, mais renforce également l'image de soi en tant que non-fumeur [s115]. En plus de l'efficacité personnelle, il est également important d'évaluer de manière réaliste ses propres capacités [s116]. Une confiance en soi exagérée peut conduire à de la négligence dans la prévention des rechutes et augmenter le risque de rechute [s116]. Les aspects positifs de la non-fumeur prennent de l'importance avec l'augmentation de l'abstinence [s116]. Cette appréciation croissante des avantages pour la santé et personnels renforce la motivation et la confiance en la décision prise [s116]. En même temps, il est important d'être conscient de la fausse croyance tenace selon laquelle fumer réduit le stress [s116]. Cette idée peut encore être présente même après une longue abstinence et déclencher l'envie de fumer dans des situations stressantes [s116]. S'attaquer à cette fausse croyance et développer des stratégies alternatives de gestion du stress sont donc des éléments importants de la prévention des rechutes. Les approches comportementales traditionnelles à elles

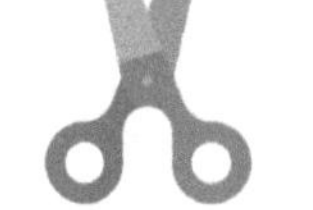

seules peuvent ne pas suffire à changer ces croyances profondément ancrées [s117]. Il est donc conseillé d'intégrer des méthodes supplémentaires telles que achtsamkeitsuebungen ou restructuration cognitive dans la thérapie. Ces techniques peuvent aider à reconnaître et à modifier les pensées automatiques et les schémas de comportement qui contribuent à l'envie de fumer. La combinaison d'efficacité personnelle, d'évaluation réaliste de soi et d'engagement actif avec ses propres facteurs de risque constitue une base solide pour une abstinence tabagique réussie et durable.

Bon à savoir

Abstinence
Abstinence durable de la consommation de tabac et évitement des rechutes.

Efficacité personnelle
La confiance en sa capacité à faire face à des situations difficiles et à contrôler l'envie de fumer pour rester non-fumeur à long terme.

Méthodes d'auto-renforcement pour la prévention des rechutes

Répartition des stratégies d'auto-assistance pour l'arrêt du tabac.

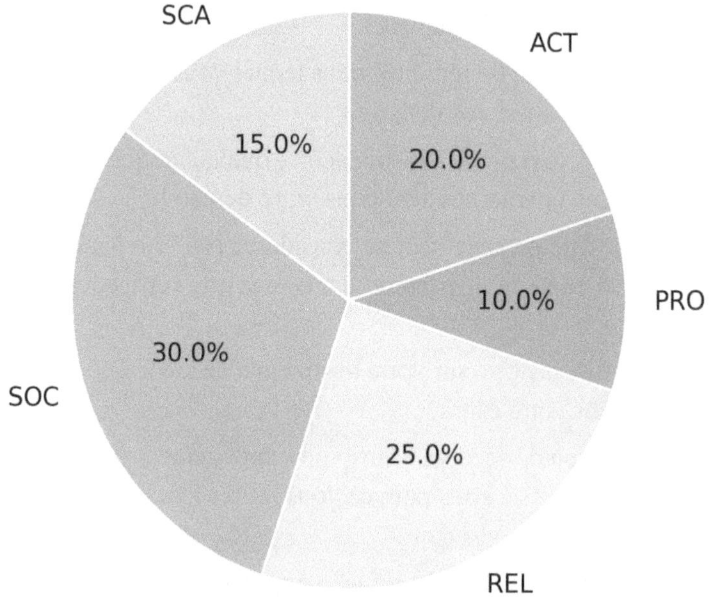

ACT: S'engager dans des activités agréables

PRO: Conseils professionnels (thérapie, counseling)

REL: Techniques de relaxation (yoga, méditation)

SCA: Activités de soins personnels (bains, promenades)

SOC: Soutien social (amis, famille)

Ce graphique met en évidence les diverses approches utilisées par les individus pour maintenir l'abstinence du tabac. L'accent mis sur le soutien social et les techniques de relaxation suggère l'importance de gérer le stress et de rechercher un renforcement externe. Bien que les conseils professionnels soient moins importants, leur présence souligne la valeur de l'assistance d'experts dans le processus d'abandon. Donner la priorité aux activités agréables et aux soins personnels en pleine conscience renforce le besoin de substitutions comportementales positives pour remplacer l'habitude de fumer.

Conseils concrets

- ○ Associez consciemment des souvenirs et des émotions positifs à votre abstinence de tabac.
- ○ Développez un rituel personnel qui vous rappelle chaque jour votre décision de rester non-fumeur.
- ○ Tenez un "journal de réussite" dans lequel vous consignez vos progrès, mais aussi vos défis.
- ○ Trouvez un "parrain de l'abstinence" – quelqu'un qui vous accompagne et vous soutient dans votre démarche.
- ○ Changez votre perspective : ne considérez pas l'envie de fumer comme un ennemi, mais comme un signe que votre corps souhaite changer.
- ○ Inventez une histoire sur votre abstinence de tabac que vous pouvez rejouer dans votre esprit.
- ○ Créez un "lieu de secours" dans votre appartement ou votre environnement, où vous pouvez vous retirer lorsque l'envie devient forte.
- ○ Entraînez vos "muscles du refus" : pratiquez dans la vie quotidienne à dire "non" de manière amicale mais ferme aux offres de cigarettes.
- ○ Développez un système de récompense pour les succès à long terme, comme un court séjour après une année sans tabac.
- ○ Considérez chaque jour sans cigarette comme un cadeau pour vous-même et votre santé.
- ○ Visualisez-vous comme un non-fumeur confiant, fort et en bonne santé.

5. 2 Stabilisation à long terme

La stabilisation à long terme après le sevrage signifie renforcer l'identité sans tabac et prévenir les rechutes. Cela inclut le développement de nouvelles habitudes, la gestion des envies et le renforcement de la conscience de la santé. Le chemin présente des défis, mais ouvre également des opportunités pour des changements positifs dans divers domaines de la vie. Lisez la suite et découvrez comment sécuriser durablement votre liberté vis-à-vis du tabac.

La liberté à long terme du tabac nécessite le développement d'une nouvelle identité en tant que non-fumeur, qui est renforcée par le changement d'habitudes et la reconnaissance consciente des succès.

Développer une nouvelle identité

Arrêter de fumer signifie plus que simplement poser la cigarette. Cela nécessite le développement d'une nouvelle identité, d'une perception de soi sans la cigarette. Ce processus, qui consiste à passer de fumeur à non-fumeur, modifie fondamentalement l'image de soi [s118]. Il ne s'agit pas de se réinventer, mais de reconnaître et de promouvoir les forces et les qualités positives existantes qui sont indépendantes du tabagisme. Cette réorientation peut affecter divers domaines de la vie, des interactions sociales aux routines personnelles. Les situations auparavant associées au tabagisme, comme la pause café ou la fin de journée, doivent être redéfinies. Au lieu de saisir une cigarette, de nouveaux rituels peuvent être établis, comme une courte promenade ou une conversation avec des collègues. Ce changement conscient d'habitudes renforce la nouvelle identité et aide à surmonter la dépendance à la nicotine à long terme [s119]. achtsamkeitsuebungen peuvent soutenir ce processus en formant la perception de soi et en favorisant l'acceptation de la nouvelle identité sans tabac. Grâce à la pleine conscience, vous apprenez à percevoir vos pensées et vos émotions sans jugement. Cela peut vous aider à gérer l'envie de cigarettes en la reconnaissant comme un sentiment temporaire, plutôt qu'en y cédant. Ainsi, vous renforcez votre nouvelle identité de non-fumeur et augmentez votre confiance en votre capacité à rester sans tabac. L'intégration consciente de la pleine conscience dans la vie quotidienne – que ce soit par de courtes méditations, des exercices de respiration ou une promenade attentive dans la nature – contribue à reconnaître et à changer les comportements malsains à long terme [s119]. Un traitement structuré avec des objectifs clairs, soutenu par un accompagnement thérapeutique, peut également favoriser ce processus [s118].

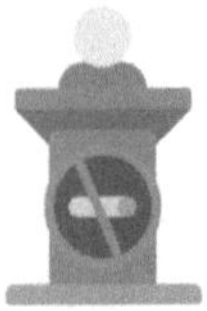

Bon à savoir

Identité

Dans le contexte de l'arrêt du tabac, l'identité décrit l'image de soi d'une personne en tant que non-fumeur. Le développement d'une nouvelle identité est crucial pour l'abstinence à long terme.

Développement d'une identité sans fumée

Progression à travers les étapes de l'identité sans fumée.

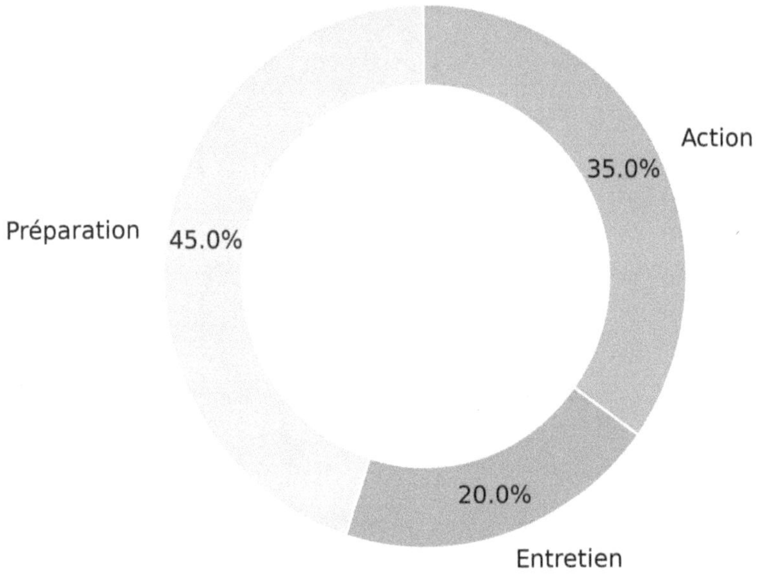

- ACT: Action
- ENT: Entretien
- PRE: Préparation

Le segment le plus important représente la phase de « Préparation », indiquant qu'une partie importante des individus planifie activement d'arrêter de fumer ou en est aux premiers stades de l'arrêt. La phase « Action », bien que plus petite, montre qu'un nombre considérable de personnes adoptent activement des comportements sans fumée. Le plus petit segment, « Entretien », suggère que le maintien d'une identité sans fumée est un engagement à long terme nécessitant des efforts et un soutien continus. Cette distribution souligne l'importance de fournir des ressources et un soutien tout au long des étapes du parcours, en mettant l'accent sur la transition des individus de la préparation à l'action et, finalement, au maintien à long terme.

Promouvoir la conscience de la santé

Développer la conscience de la santé signifie affiner la perception de son propre corps et enregistrer plus consciemment les signaux du corps. Ce processus soutient l'arrêt du tabac en rendant la connexion entre les sensations corporelles et le désir de nicotine plus transparente [s120]. Grâce à des exercices de achtsamkeit ciblés, tels que des techniques de respiration focalisées ou des scans corporels, vous apprendrez à observer vos pensées et vos émotions de manière neutre, sans tomber dans des schémas de réaction habituels. Au lieu de céder automatiquement à l'envie d'une cigarette, il devient possible de faire une pause et de réévaluer la situation. Cette meilleure perception de soi renforce la régulation de soi – la capacité à contrôler les impulsions et à prendre des décisions conscientes [s120]. Une approche attentive des situations stressantes – souvent déclencheurs de rechutes – contribue également à la stabilisation à long terme. Le yoga peut soutenir ces processus en libérant les tensions physiques et mentales et en augmentant le bien-être [s121]. La combinaison de yoga et de pleine conscience favorise également la régulation émotionnelle et renforce ainsi la résilience face aux envies de dépendance. Par exemple, ceux qui pratiquent régulièrement le yoga et intègrent des exercices de pleine conscience dans leur quotidien améliorent leur perception corporelle et développent des stratégies pour gérer des émotions difficiles sans recourir à la nicotine [s121]. Une telle approche holistique peut influencer positivement et durablement la santé et le bien-être à long terme.

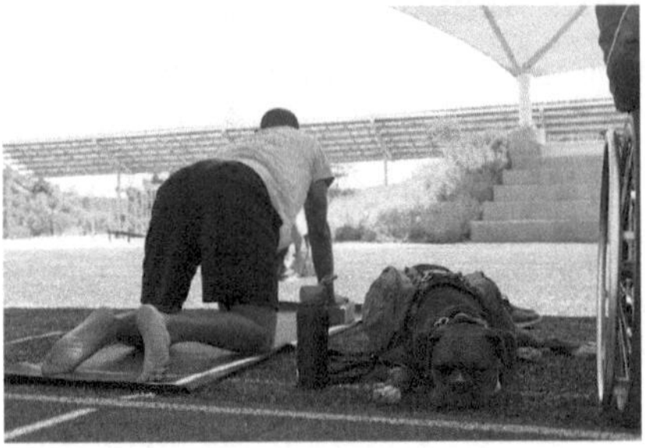

Techniques de respiration [i20]

Bon à savoir

Yoga

Le yoga peut réduire le stress grâce à la combinaison d'exercices physiques, de techniques de respiration et de méditation, améliorer la perception corporelle et favoriser la régulation émotionnelle, ce qui soutient l'abstinence à long terme du tabac.

Régulation de soi

La capacité à contrôler les impulsions et à prendre des décisions conscientes. Dans le cadre de l'arrêt du tabac, la régulation de soi signifie résister au désir de cigarettes et choisir plutôt des comportements sains.

Améliorations de la santé après l'arrêt du tabac

Comparaison des bienfaits pour la santé au fil du temps

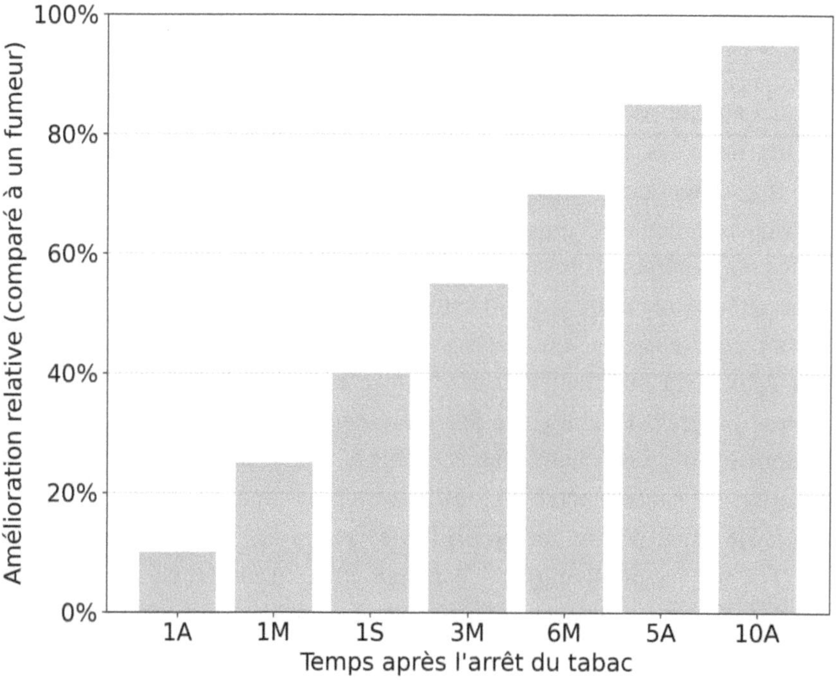

10A: 10 Ans

1M: 1 Mois

3M: 3 Mois

6M: 6 Mois

1A: 1 An

1S: 1 Semaine

5A: 5 Ans

Ce graphique met en évidence l'impact positif significatif de l'arrêt du tabac sur divers aspects de la santé. La capacité pulmonaire et la santé cardiovasculaire montrent les améliorations les plus spectaculaires, commençant tôt et continuant d'augmenter avec le temps. Le bien-être mental connaît également des gains substantiels, suggérant une réduction du stress et de l'anxiété. Bien que le risque de maladies graves comme le cancer diminue avec le temps, il reste légèrement élevé par rapport aux non-fumeurs, ce qui souligne l'importance d'un arrêt précoce.

Reconnaître les réussites

Reconnaître les réussites pendant le sevrage tabagique renforce la motivation et favorise la persévérance. Il ne s'agit pas seulement de l'objectif final de l'tabakabstinenz, mais aussi des petites étapes sur ce chemin. Chaque jour sans cigarette, chaque attaque de désir surmontée et chaque nouvelle habitude saine établie sont des réussites qui devraient être reconnues [s122]. Cette reconnaissance peut se faire de diverses manières. Par exemple, en s'offrant une petite récompense – un bain relaxant, un bon livre ou une sortie au cinéma. Il est important que la récompense ne soit pas associée à la cigarette ou à d'autres comportements malsains. Tenir un journal des réussites, que ce soit dans un carnet ou une application, peut également augmenter la motivation et affiner la conscience de ses propres progrès. Documenter les jours sans fumer, le montant d'argent économisé ou les changements positifs dans le bien-être physique visualise le succès personnel et renforce la décision d'une vie sans tabac. De plus, des retours positifs de l'entourage peuvent renforcer la motivation. L'échange avec d'autres personnes ayant également arrêté de fumer ou qui soutiennent cette démarche crée un sentiment d'appartenance et de compréhension. De petites incitations auto-définies peuvent également favoriser la motivation [s123]. Par exemple, après une semaine sans fumer, on peut se faire plaisir avec un petit souhait ou planifier un achat plus important après un mois. Ces incitations choisies personnellement agissent de manière motivante et contribuent à consolider l'abstinence à long terme.

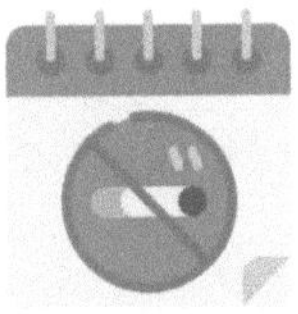

Bon à savoir

Attaque de désir

Le besoin soudain et intense d'une cigarette. Ces attaques peuvent survenir avec une intensité et une fréquence variables et représentent un défi pour la stabilisation à long terme. La gestion réussie des attaques de désir renforce la confiance en soi et consolide l'abstinence.

Incitations

Des renforçateurs positifs qui favorisent la motivation à rester sans tabac. Ils peuvent être de nature matérielle ou immatérielle et aident à consolider l'abstinence à long terme.

Visualiser

S'imaginer le succès d'une vie sans tabac. La visualisation des aspects positifs, tels que les améliorations de la santé ou les économies financières, peut renforcer la motivation et favoriser l'abstinence à long terme.

Évolution des envies

Diminution des envies de nicotine au fil du temps après l'arrêt du tabac.

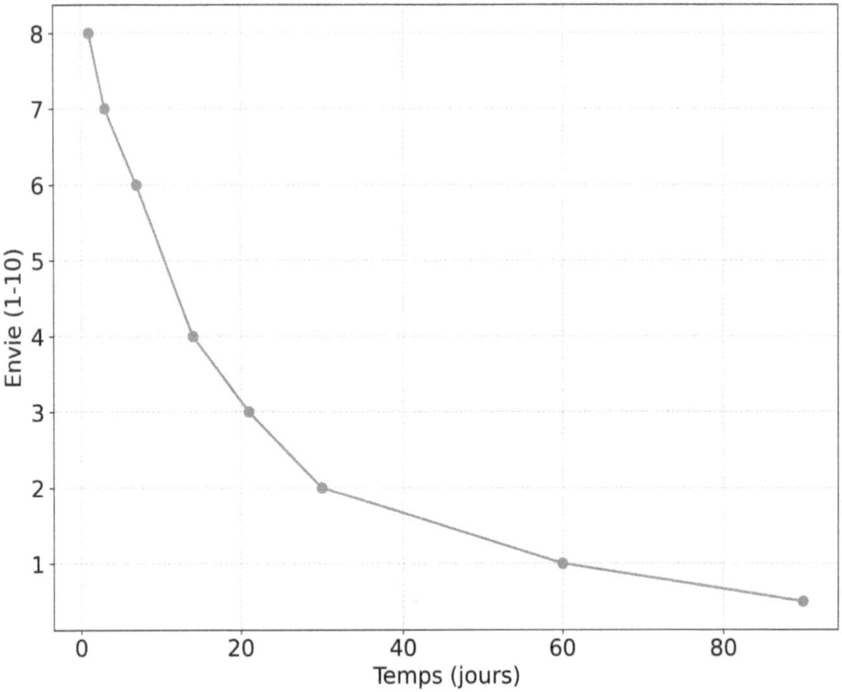

Le graphique montre une diminution significative de l'intensité des envies au fil du temps, indiquant une gestion réussie des symptômes de sevrage et une probabilité accrue d'abstinence à long terme. Bien que les envies initiales soient fortes, elles diminuent régulièrement, soulignant l'efficacité des stratégies d'adaptation et l'adaptation du corps à l'absence de nicotine.

Conseils concrets

- Associez votre liberté de fumer à un nouveau chapitre de votre vie, par exemple un déménagement ou un changement de travail.
- Développez votre propre "philosophie sans tabac" : formulez vos valeurs et convictions personnelles qui soutiennent votre liberté vis-à-vis du tabac.
- Créez un "espace de protection intérieure" dans lequel vous pouvez vous retirer mentalement lorsque l'envie se fait sentir. Imaginez cet endroit en détail : couleurs, odeurs, sons.
- Transformez l'envie d'une cigarette en énergie positive : faites une promenade rapide, faites quelques pompes ou dansez sur votre musique préférée.
- Élaborez une "recette d'urgence" contre l'envie de fumer : quelles étapes concrètes vous aident dans les moments critiques ? Écrivez-les et gardez la liste sur vous.
- Célébrez régulièrement votre liberté de fumer par un acte symbolique : plantez un arbre, lâchez un ballon ou écrivez une lettre à votre ancien moi fumeur.
- Changez votre langage : ne parlez plus d'"arrêter", mais de "être libre". Soulignez votre décision pour une vie saine.
- Trouvez votre symbole personnel de liberté vis-à-vis du tabac : une pierre, un bijou, une image – quelque chose qui vous rappelle votre force et votre succès.

5. 3 Perspectives de vie

La liberté durable du tabac nécessite plus que l'abandon des cigarettes. Cette section met en lumière l'importance du développement personnel, de la réorientation sociale et de la définition d'objectifs de santé pour un succès à long terme. Découvrez les défis que ces domaines impliquent et comment ils peuvent stabiliser votre abstinence. Explorez votre potentiel pour une vie sans tabac et épanouissante.

> *La liberté durable de fumer nécessite une conception consciente de sa propre perspective de vie, allant du développement personnel à la réorientation sociale, en passant par des objectifs de santé.*

Développement personnel

Le développement personnel dans le contexte de l'arrêt du tabac signifie s'engager dans une réflexion sur ses propres schémas de comportement, émotions et pensées afin d'établir et de consolider les changements nécessaires à long terme. La pleine conscience peut être un outil précieux dans ce processus. Elle forme la perception consciente du moment présent, sans jugement. [s124] Cela aide à reconnaître et à interrompre les réactions automatiques, comme le geste de prendre une cigarette en situation de stress. Au lieu de céder à l'impulsion habituelle, un espace se crée pour de nouvelles décisions conscientes. Grâce à un entraînement régulier à la pleine conscience, on apprend à observer des émotions telles que la peur ou l'agitation sans être submergé par elles. Cette auto-régulation améliorée a un impact positif sur la motivation et renforce la capacité à faire face à des situations difficiles. [s124] L'auto-compassion, un autre aspect favorisé par la pleine conscience, soutient ce processus en apaisant le critique intérieur et en facilitant l'acceptation des échecs. [s124] Comme un muscle qui se renforce par l'entraînement, la capacité à maintenir le chemin de la liberté vis-à-vis du tabac se développe ainsi, même dans des moments difficiles. Une autre approche qui attire de plus en plus l'attention dans la recherche est la thérapie psychédélique. Des études suggèrent que des expériences contrôlées avec des substances psychédéliques sous accompagnement thérapeutique peuvent élargir la perception et la conscience. [s125] Cela peut conduire à une nouvelle perspective sur sa propre vie, la dépendance et les schémas de comportement associés.

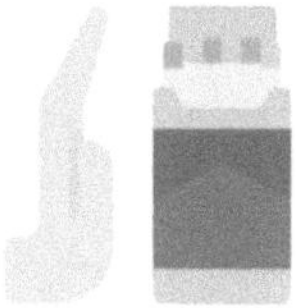

Grâce à cette perception modifiée, des stratégies de traitement émotionnel et social peuvent être restaurées et la flexibilité cognitive peut être améliorée. [s125] Cela peut permettre de briser des schémas de pensée figés et de trouver de nouvelles façons de gérer les émotions et les interactions sociales. L'expérience d'un "nouveau réveil" peut accroître la motivation au changement et soutenir le développement d'un nouveau sens de la vie, qui n'est plus déterminé par la dépendance. [s125] L'auto-contrôle amélioré, qui peut être atteint par la thérapie psychédélique, contribue également à résister au désir de fumer et à atteindre la liberté vis-à-vis du tabac. [s125] Il est important de souligner que la thérapie psychédélique est un domaine de recherche encore jeune et que son application ne devrait se faire que sous une stricte supervision médicale et thérapeutique.

Bon à savoir

Auto-régulation

L'auto-régulation est la capacité à contrôler ses impulsions et à gérer ses émotions. Grâce à une meilleure auto-régulation, il est possible de mieux faire face aux situations à risque qui incitent à fumer et d'éviter les rechutes.

Flexibilité cognitive

La flexibilité cognitive décrit la capacité à penser de manière flexible et à trouver de nouvelles solutions. Dans le contexte de l'arrêt du tabac, elle permet de développer de nouveaux comportements et de gérer des situations difficiles sans recourir aux cigarettes.

Auto-compassion

L'auto-compassion aide à faire face aux revers dans le processus d'arrêt du tabac avec compréhension et acceptation, plutôt que de se juger soi-même. Elle favorise la motivation et une approche positive des défis.

Thérapie psychédélique

La thérapie psychédélique est une approche qui utilise des expériences psychédéliques contrôlées sous accompagnement thérapeutique pour ouvrir de nouvelles perspectives sur la dépendance et favoriser la motivation au changement. Elle peut aider à briser des schémas de pensée et des comportements liés au tabagisme.

Nouvelle orientation sociale

La nouvelle orientation sociale dans le contexte de l'abandon du tabac implique la conception consciente de l'environnement social pour soutenir l'abstinence de fumer et éviter les rechutes. Comme le montrent des études, les connexions sociales influencent de manière significative les habitudes de consommation de tabac, tant au début qu'ultérieurement [s126]. Les réseaux sociaux existants peuvent, en particulier lors de phases de transition de la vie, avoir un impact à la fois négatif et positif sur le chemin vers l'tabakabstinenz [s126]. Des anciens fumeurs rapportent par exemple que des relations sociales stables, qui se distancient des cercles fumeurs, ont contribué de manière significative à leur succès [s126]. Une telle réorientation peut signifier rechercher de nouveaux contacts sociaux qui soutiennent l'abstinence, ou réévaluer et éventuellement modifier les relations existantes. Cela ne signifie pas nécessairement une rupture complète avec des amis ou des membres de la famille fumeurs, mais plutôt une réflexion consciente sur ses propres besoins et limites. Cela peut impliquer de créer des situations en société où fumer ne joue pas de rôle, ou de parler ouvertement de son désir de soutien. La dynamique sociale au sein des groupes influence également le succès de l'abandon. Des recherches sur les réseaux sociaux de fumeurs ont identifié différents sous-groupes avec des taux de succès variés en matière d'abstinence tabagique [s127]. Alors qu'un groupe était caractérisé par un soutien social important, il n'atteignait néanmoins pas des taux d'abstinence optimaux. Un autre groupe, marqué par un contact fréquent avec des fumeurs et un niveau de stress accru, affichait des taux de succès plus faibles [s127]. Ces résultats soulignent que la qualité des interactions sociales – et non seulement leur quantité – est déterminante. Un environnement social positif, qui offre compréhension et encouragement, peut faciliter le processus d'abandon. À l'inverse, le stress et le contact constant avec des fumeurs peuvent augmenter la probabilité de rechute. La conception consciente de l'environnement social et la recherche de relations de soutien prennent donc de l'importance. En plus de l'environnement personnel, les normes sociétales et la stigmatisierung jouent

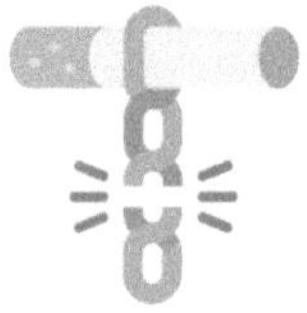

également un rôle. Par exemple, chez les femmes enceintes, la stigmatisation sociale du tabagisme conduit à une consommation cachée et à un accès difficile aux offres d'aide [s128]. Il est donc clair qu'un changement de la perception sociale et une approche ouverte et sans préjugés du sujet du tabagisme sont nécessaires pour faciliter le chemin vers l'abstinence pour les personnes concernées.

Nouvelles activités sociales après l'arrêt du tabac

Répartition du temps consacré aux nouvelles activités sociales après l'arrêt du tabac.

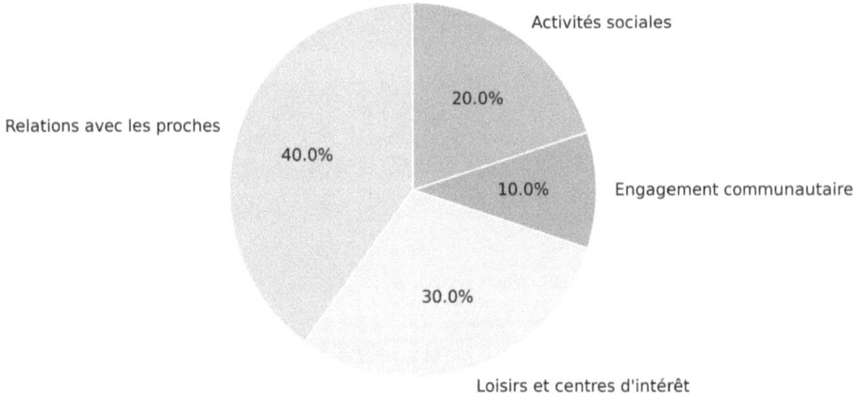

COM: Engagement communautaire

HOB: Loisirs et centres d'intérêt

PHY: Activités physiques

REL: Relations avec les proches

La plus grande partie du temps est consacrée aux « Relations avec les proches », soulignant l'importance du soutien social pendant cette transition. Les « Loisirs et centres d'intérêt » et les « Activités physiques » représentent également des portions importantes, indiquant une évolution positive vers des choix de vie plus sains. Bien que l'« Engagement communautaire » soit plus faible, il contribue tout de même au bien-être général et à l'intégration sociale. Cette distribution suggère une approche équilibrée pour reconstruire sa vie sociale après l'arrêt du tabac, en se concentrant à la fois sur l'épanouissement personnel et le renforcement des relations.

Objectifs de santé

L'objectif de santé dans le cadre de l'arrêt du tabac va au-delà de l'arrêt pur et simple et inclut la qualité de vie dans son ensemble. Il sert de boussole et de motivation, surtout lorsque le chemin vers l'tabakabstinenz devient difficile. Une stratégie efficace consiste à diviser les objectifs en différentes catégories : santé physique, bien-être mental et intégration sociale. Les objectifs physiques pourraient inclure l'amélioration de la fonction pulmonaire, l'augmentation de la condition physique ou la réduction du risque de cancer. Les objectifs mentaux concernent la gestion du stress, l'amélioration du sommeil ou le renforcement de l'estime de soi. Dans le domaine social, il s'agit de maintenir des relations existantes et d'en établir de nouvelles qui soutiennent l'abstinence tabagique. Cette division aide à structurer le processus complexe de l'arrêt du tabac et à rendre visibles les succès dans différents domaines. Par exemple, l'amélioration de l'endurance lors de l'exercice – un objectif physique mesurable – peut renforcer la motivation et favoriser la persévérance, même lorsque la pression mentale est temporairement élevée. La nature des objectifs influence également le succès. Au lieu d'éviter simplement le comportement indésirable – fumer – des objectifs positifs devraient être formulés, orientant l'attention vers les résultats souhaités. « Je veux pouvoir respirer librement à nouveau » est plus motivant que « Je ne veux plus fumer ». L'inclusion de principes de l'économie comportementale peut également soutenir l'atteinte des objectifs [s129]. Tout comme pour les patients atteints de cancer, dont la motivation au traitement peut être augmentée par des incitations ciblées, des renforcements positifs peuvent également être utilisés dans l'arrêt du tabac. De petites récompenses pour des étapes atteintes, par exemple un bain relaxant après une semaine sans fumer, peuvent favoriser la motivation et renforcer la persévérance. L'accompagnement actif par des professionnels de santé, en particulier par des prestataires de soins spécialement formés, est tout

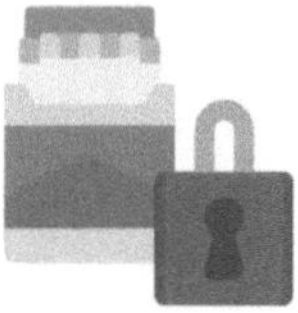

aussi important que dans le traitement du cancer, pour surmonter les obstacles individuels et encourager l'utilisation de mesures de soutien [s129]. L'implication de l'entourage social joue un rôle crucial. Une communication ouverte sur ses propres objectifs et une demande de soutien peuvent favoriser la compréhension et la motivation.

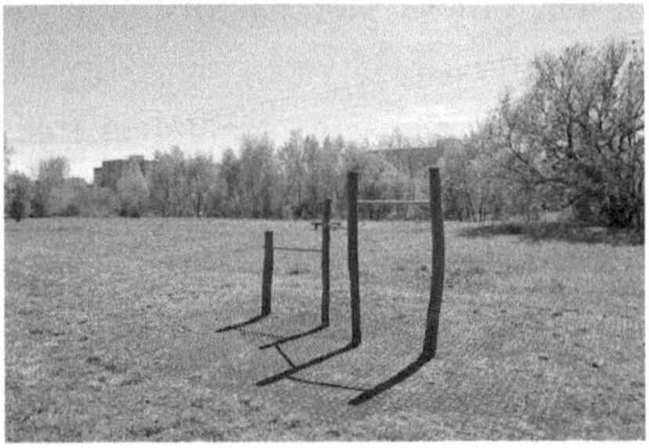

Forme physique [i21]

Bon à savoir

Principes de l'économie comportementale

Les principes de l'économie comportementale peuvent être utilisés dans l'arrêt du tabac pour augmenter la motivation et influencer positivement le comportement. Les systèmes de récompense et les incitations ciblées peuvent faciliter le chemin vers l'abstinence tabagique.

Qualité de vie après l'arrêt du tabac

Gain de qualité de vie

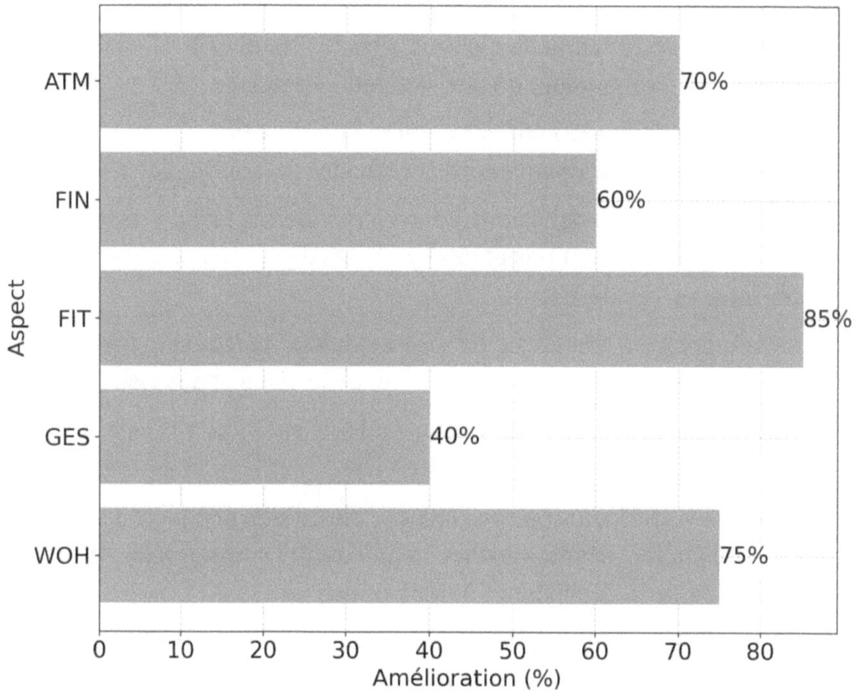

ATM: Respiration

FIN: Finances

FIT: Forme physique

GES: Goût

WOH: Bien-être

La qualité de vie s'améliore considérablement dans plusieurs domaines après l'arrêt du tabac. L'amélioration de la condition physique est particulièrement remarquable, suivie de l'amélioration de la respiration et du bien-être général. L'amélioration financière est également perceptible, mais moins prononcée que les avantages pour la santé.

Conseils concrets

- Développez votre propre devise de vie pour la période après le tabagisme, qui vous rappellera votre nouvelle liberté.
- Créez un "arbre de vie" visuel et notez-y les fruits de votre liberté par rapport à la cigarette, comme plus d'énergie ou l'indépendance financière.
- Concevez votre "carte de vie sans tabac" : marquez les lieux que vous souhaitez associer à votre nouvelle vie saine.
- Écrivez un dialogue fictif entre votre "moi fumeur" et votre "moi non-fumeur" pour comprendre et résoudre les conflits intérieurs.
- Créez un "tableau de vision" pour votre vie sans tabac : rassemblez des images, des citations et des symboles qui visualisent vos objectifs et vos désirs.
- Développez un "manifeste de vie sans tabac" personnel : formulez vos principes et engagements pour une vie saine et autodéterminée.
- Racontez votre histoire de vie sans tabac : partagez vos expériences et succès avec les autres et inspirez-les.
- Trouvez votre "chanson sans tabac" : choisissez une pièce musicale qui vous relie à des sentiments positifs et des souvenirs de votre libération de la dépendance à la nicotine.
- Élaborez un "rituel de gratitude" : notez chaque soir trois choses pour lesquelles vous êtes reconnaissant en ce qui concerne votre liberté par rapport au tabac.

Révision - 5. Maintien de l'abstinence tabagique

Atteindre une liberté durable vis-à-vis du tabac ne se limite pas à arrêter de fumer, mais nécessite un changement complet de votre mode de vie et de votre image de soi. Le chemin peut sembler difficile, mais avec les bonnes stratégies et une attitude positive, vous pouvez atteindre vos objectifs et mener une vie plus saine et plus épanouissante. Tout d'abord, il est important de reconnaître les premiers signes d'un éventuel retour à la cigarette. Faites attention aux changements physiques et psychologiques tels qu'une augmentation de l'appétit, de l'agitation, mais aussi aux subtils changements dans votre humeur ou votre attitude envers le tabagisme. Analysez vos situations à risque personnelles – comme le stress, les occasions sociales ou certains moments de la journée – et élaborez à l'avance des plans d'action concrets pour ces moments. Une promenade relaxante, un appel à une personne de confiance ou un exercice de pleine conscience peuvent vous aider à surmonter l'envie avant qu'elle ne mène à un retour à la cigarette.

Le développement de stratégies d'urgence individuelles est crucial pour le succès à long terme. Créez un plan d'urgence personnel qui contient des instructions concrètes pour différents défis. Réfléchissez aux activités qui vous aident dans des situations émotionnellement difficiles, aux pensées qui vous renforcent lorsque la pression de la dépendance augmente et aux personnes que vous pouvez contacter en cas d'urgence. Entraînez-vous à adopter des comportements alternatifs dans des situations à haut risque. Par exemple, si vous aviez l'habitude de fumer une cigarette après un repas, vous pourriez plutôt boire une tisane ou manger un fruit. Éviter les situations à haut risque et appliquer vos stratégies d'urgence augmentera vos chances de rester définitivement non-fumeur.

Renforcez votre confiance en vous en prenant conscience et en appréciant vos succès – peu importe leur taille. Chaque jour sans tabac, chaque envie surmontée est un pas dans la bonne direction. Récompensez-vous pour vos progrès, documentez vos succès dans un journal ou une application et obtenez des retours positifs de votre entourage. Le développement d'une nouvelle identité en tant que non-fumeur est une partie importante de ce processus. Réorganisez vos routines et habitudes, trouvez de nouvelles activités qui vous apportent de la joie et entourez-vous de contacts sociaux qui soutiennent votre abstinence. Les exercices de pleine conscience peuvent vous aider à affiner votre perception de soi et à consolider votre nouvelle identité.

Le chemin vers une liberté durable vis-à-vis du tabac est un processus individuel qui nécessite du temps, de la patience et de l'engagement. Il y aura des défis, mais ne vous laissez pas décourager. Concentrez-vous sur vos objectifs, utilisez les ressources disponibles et soyez fier de chaque pas que vous faites. Vous avez le pouvoir de changer votre vie et de mener une vie plus saine et sans tabac. Investissez en vous-même – cela en vaut la peine !

Offres supplémentaires gratuites prévues

Nous sommes heureux de pouvoir vous proposer prochainement des matériels supplémentaires gratuits pour ce livre :

- Un chapitre bonus exclusif avec du contenu supplémentaire
- Un résumé compact du livre entier au format PDF
- Une version dramatique audio (En Projet)

La publication de ces matériels est prévue pour 2025.
N'hésitez pas à visiter notre site web dès aujourd'hui. Dès que notre service de newsletter sera lancé (prévu pour 2025), vous pourrez vous y inscrire pour recevoir des mises à jour et ne manquer aucune nouvelle concernant les offres supplémentaires gratuites.

www.SaageBooks.com/fr/sevrage_tabagique-bonus-54B7F7

Chers lecteurs,

Nous sommes profondément honorés que vous ayez pris le temps de lire notre livre du début à la fin. Notre plus grand souhait est de vous apporter des perspectives précieuses et des conseils pratiques. Votre confiance en notre travail compte beaucoup pour nous. Nous espérons que cette lecture a été enrichissante pour vous. Si vous avez des questions ou des suggestions, n'hésitez pas à nous contacter via notre site web.

Si vous avez apprécié ce livre, nous serions très reconnaissants d'avoir une critique honnête. Vous pouvez facilement laisser votre évaluation honnête sur la plateforme de vente où vous avez acheté le livre.
Merci pour votre soutien !

Bendis Saage

Saage Media GmbH - Équipe

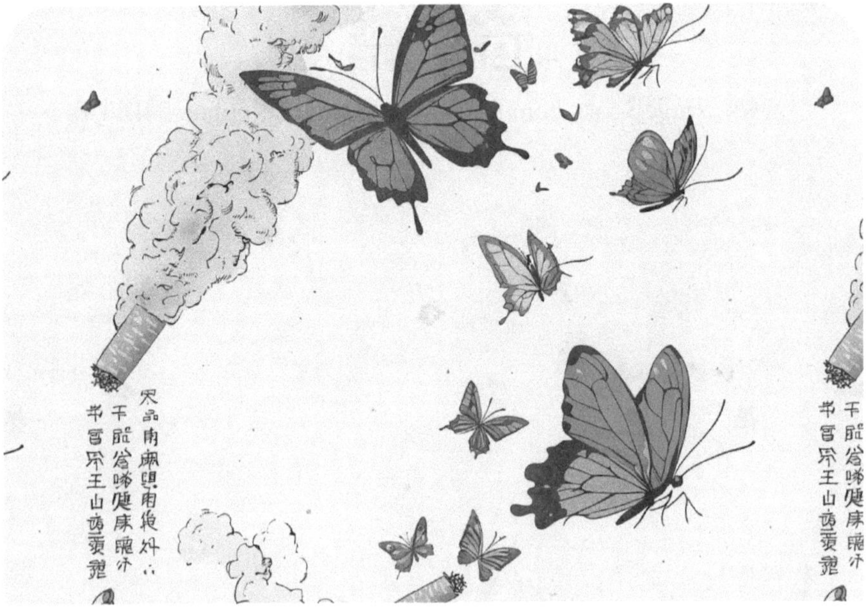

www.SaageBooks.com/fr

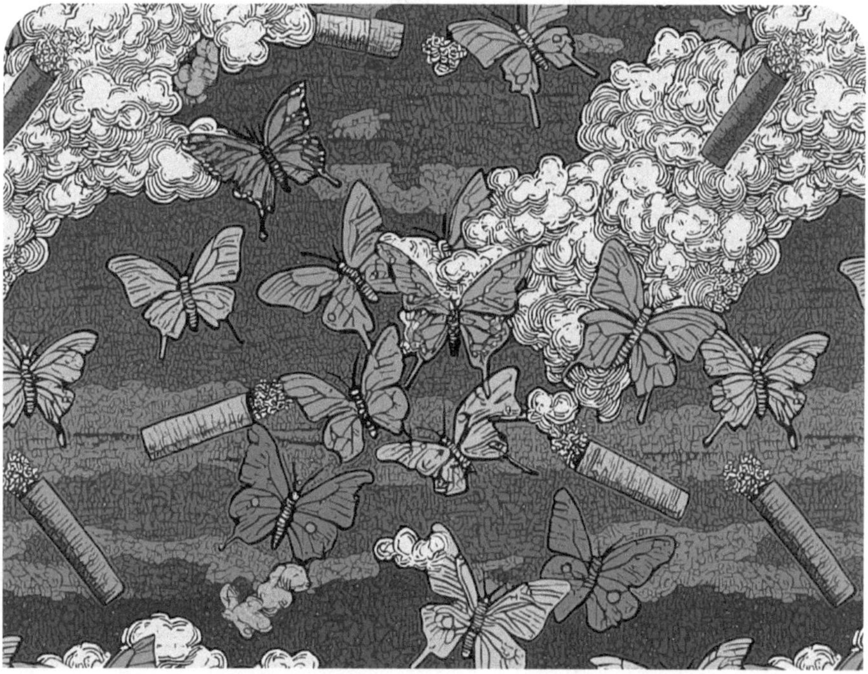

Sources

Nos sincères remerciements vont à tous les auteurs des sources scientifiques et non scientifiques citées, aux opérateurs des sites web référencés et aux créateurs des images, graphiques et études utilisés, dont le précieux travail a contribué à la création de ce livre.
Pour plus d'informations, nous vous recommandons de visiter les sites web sources.
Si vous découvrez des erreurs de correspondance ou d'autres incohérences, veuillez nous contacter.

Toutes les sources ont été consultées pour la dernière fois le: 2025-02-11

[s1] - https://pmc.ncbi.nlm.nih.gov/articles/PMC2946180/

Auteur:	Neal L Benowitz	**Titre:**	Pharmacology of Nicotine: Addiction, Smoking-Induced Disease, and Therapeutics
par:	University of California, San Francisco	**DOI:**	10.1146/annurev.pharmtox.48.113006.094742
Date:	2009	**Site web:**	PubMed Central (PMC)
Éditeur:	Annual review of pharmacology and toxicology		

[s2] - https://pmc.ncbi.nlm.nih.gov/articles/PMC2928221/

Auteur:	Neal L Benowitz	**Titre:**	Nicotine Addiction
par:	University of California, San Francisco	**DOI:**	10.1056/NEJMra0809890
Date:	2010 Jun 17	**Site web:**	PubMed Central (PMC)
Éditeur:	The New England journal of medicine		

[s3] - https://www.ncbi.nlm.nih.gov/books/NBK555599/

Auteur:	United States Public Health Service Office of the Surgeon General; National Center for Chronic Disease Prevention and Health Promotion (US) Office on Smoking and Health	**Titre:**	New Biological Insights into Smoking Cessation
par:	US Department of Health and Human Services	**Date:**	2020
Site web:	NCBI Bookshelf	**Éditeur:**	US Department of Health and Human Services

[s4] - https://pmc.ncbi.nlm.nih.gov/articles/PMC3025154/

Auteur:	R C Jiloha	**Titre:**	Biological basis of tobacco addiction: Implications for smoking-cessation treatment
par:	Department of Psychiatry, G. B. Pant Hospital, Maulana Azad Medical College and University of Delhi, India	**DOI:**	10.4103/0019-5545.74303
Date:	2010 Oct-Dec	**Site web:**	PubMed Central (PMC)
Éditeur:	Indian Journal of Psychiatry		

[s5] - https://pmc.ncbi.nlm.nih.gov/articles/PMC7765398/

Auteur:	Laurie Zawertailo, Sophia Attwells, Wayne K deRuiter, Thao Lan Le, Danielle Dawson, Peter Selby	**Titre:**	Food Addiction and Tobacco Use Disorder: Common Liability and Shared Mechanisms
par:	University of Toronto; Centre for Addiction and Mental Health	**DOI:**	10.3390/nu12123834
Date:	2020 Dec 15	**Site web:**	PubMed Central (PMC)
Éditeur:	Nutrients		

[s6] - https://pubmed.ncbi.nlm.nih.gov/33716514/

Auteur:	Bucklin M	**Titre:**	A 5-Factor Framework for Assessing Tobacco Use Disorder
DOI:	10.1177/1179173X21998355	**Date:**	02/26/2021
Site web:	PubMed	**Éditeur:**	Tob Use Insights

[s7] - https://pubmed.ncbi.nlm.nih.gov/10973935/

Auteur:	Quattrocki E; Baird A; Yurgelun-Todd D	**Titre:**	Biological aspects of the link between smoking and depression
Date:	2000 Sep	**Site web:**	PubMed
Éditeur:	Harv Rev Psychiatry		

[s8] - https://pmc.ncbi.nlm.nih.gov/articles/PMC3188825/

Auteur:	Manoranjan S D'Souza, Athina Markou	**Titre:**	Neuronal Mechanisms Underlying Development of Nicotine Dependence: Implications for Novel Smoking-Cessation Treatments
par:	University of California, San Diego	**Date:**	2011 Jul
Site web:	PubMed Central (PMC)	**Éditeur:**	Addiction Science & Clinical Practice

[s9] - https://pmc.ncbi.nlm.nih.gov/articles/PMC3195407/

Auteur:	J Audrain-McGovern, NL Benowitz	**Titre:**	Cigarette Smoking, Nicotine, and Body Weight
DOI:	10.1038/clpt.2011.105	**Date:**	2011 Jun 1
Site web:	PubMed Central (PMC)	**Éditeur:**	Clinical pharmacology and therapeutics

[s10] - https://pmc.ncbi.nlm.nih.gov/articles/PMC3025154/

Auteur:	R C Jiloha	**Titre:**	Biological basis of tobacco addiction: Implications for smoking-cessation treatment
par:	Department of Psychiatry, G. B. Pant Hospital, Maulana Azad Medical College and University of Delhi, India	**DOI:**	10.4103/0019-5545.74303
Date:	2010 Oct-Dec	**Site web:**	PubMed Central (PMC)
Éditeur:	Indian Journal of Psychiatry		

[s11] - https://pmc.ncbi.nlm.nih.gov/articles/PMC2946180/

Auteur:	Neal L Benowitz	**Titre:**	Pharmacology of Nicotine: Addiction, Smoking-Induced Disease, and Therapeutics
par:	University of California, San Francisco	**DOI:**	10.1146/annurev.pharmtox.48.113006.094742
Date:	2009	**Site web:**	PubMed Central (PMC)
Éditeur:	Annual review of pharmacology and toxicology		

[s12] - https://pmc.ncbi.nlm.nih.gov/articles/PMC6162172/

Auteur:	Lea M Martin, Michael A Sayette	**Titre:**	A Review of the Effects of Nicotine on Social Functioning
par:	University of Pittsburgh	**DOI:**	10.1037/pha0000208
Date:	2018 Jun 28	**Site web:**	PubMed Central (PMC)
Éditeur:	Experimental and clinical psychopharmacology		

[s13] - https://nida.nih.gov/publications/research-reports/tobacco-nicotine-e-cigarettes/nicotine-addictive

Titre:	Tobacco, Nicotine, & E-Cigarettes	**par:**	National Institute on Drug Abuse (NIDA)
Site web:	NIDA	**Éditeur:**	NIDA

[s14] - https://pmc.ncbi.nlm.nih.gov/articles/PMC5490618/

Auteur:	Robert West	**Titre:**	Tobacco smoking: Health impact, prevalence, correlates and interventions
par:	Department of Behavioural Science and Health, University College London, London, UK	**DOI:**	10.1080/08870446.2017.1325890
Date:	2017 May 28	**Site web:**	PubMed Central (PMC)
Éditeur:	Psychology & Health		

[s15] - https://pmc.ncbi.nlm.nih.gov/articles/PMC2897895/

Auteur:	R Kathryn McHugh, Bridget A Hearon, Michael W Otto	**Titre:**	Cognitive-Behavioral Therapy for Substance Use Disorders
par:	Boston University	**DOI:**	10.1016/j.psc.2010.04.012
Date:	2010 Sep	**Site web:**	PubMed Central (PMC)

[s16] - https://pmc.ncbi.nlm.nih.gov/articles/PMC7611646/

Auteur:	Gemma MJ Taylor, Amanda L Baker, Nadine Fox, David S Kessler, Paul Aveyard, Marcus R Munafò	**Titre:**	Addressing concerns about smoking cessation and mental health: theoretical review and practical guide for healthcare professionals
DOI:	10.1192/bja.2020.52	**Date:**	2020 Sep 10
Site web:	PubMed Central (PMC)	**Éditeur:**	BJPsych advances

[s17] - https://pmc.ncbi.nlm.nih.gov/articles/PMC8121093/

Auteur:	Gemma MJ Taylor, Nicola Lindson, Amanda Farley, Andrea Leinberger-Jabari, Katherine Sawyer, Rebecca te Water Naudé, Annika Theodoulou, Naomi King, Chloe Burke, Paul Aveyard	**Titre:**	Smoking cessation for improving mental health
par:	National Center for Biotechnology Information (NCBI)	**DOI:**	10.1002/14651858.CD013522.pub2
Date:	2021 Mar 9	**Site web:**	PubMed Central (PMC)
Éditeur:	The Cochrane Database of Systematic Reviews		

[s18] - https://pmc.ncbi.nlm.nih.gov/articles/PMC7647439/

Auteur:	Zev Schuman-Olivier, Marcelo Trombka, David A Lovas, Judson A Brewer, David R Vago, Richa Gawande, Julie P Dunne, Sara W Lazar, Eric B Loucks, Carl Fulwiler	**Titre:**	Mindfulness and Behavior Change
DOI:	10.1097/HRP.0000000000000277	**Date:**	2020 Nov 6
Site web:	PMC (PubMed Central)	**Éditeur:**	Harvard Review of Psychiatry

[s19] - https://pmc.ncbi.nlm.nih.gov/articles/PMC11508344/

Auteur:	Julio A Camacho-Ruiz, Carmen M Galvez-Sánchez, Federica Galli, Rosa M Limiñana Gras	**Titre:**	Patterns and Challenges in Help-Seeking for Addiction among Men: A Systematic Review
par:	PubMed Central (PMC)	**DOI:**	10.3390/jcm13206086
Date:	2024 Oct 12	**Site web:**	pmc.ncbi.nlm.nih.gov
Éditeur:	Journal of Clinical Medicine		

[s20] - https://pmc.ncbi.nlm.nih.gov/articles/PMC6609869/

Auteur:	J Hernigou, F Schuind	**Titre:**	Tobacco and bone fractures: A review of the facts and issues that every orthopaedic surgeon should know
DOI:	10.1302/2046-3758.86.BJR-2018-0344.R1	**Date:**	2019 Jul 5
Site web:	PubMed Central (PMC)	**Éditeur:**	Bone & Joint Research

[s21] - https://pmc.ncbi.nlm.nih.gov/articles/PMC4241583/

Auteur:	Jodi C McDaniel, Kristine K Browning	**Titre:**	Smoking, Chronic Wound Healing, and Implications for Evidence-Based Practice
par:	College of Nursing, The Ohio State University, Columbus. Clinical nursing College of Nursing, The Ohio State University, Columbus.	**DOI:**	10.1097/WON.0000000000000057
Date:	2014 Sep-Oct	**Site web:**	PubMed Central (PMC)
Éditeur:	Journal of wound, ostomy, and continence nursing : official publication of The Wound, Ostomy and Continence Nurses Society / WOCN		

[s22] - https://pmc.ncbi.nlm.nih.gov/articles/PMC4601132/

Auteur:	Rachna Begh, Nicola Lindson-Hawley, Paul Aveyard	**Titre:**	Does reduced smoking if you can't stop make any difference?
par:	University of Oxford	**DOI:**	10.1186/s12916-015-0505-2
Date:	2015 Oct 12	**Site web:**	PubMed Central (PMC)
Éditeur:	BMC Medicine		

[s23] - https://pmc.ncbi.nlm.nih.gov/articles/PMC3389568/

Auteur:	Jesse Oliver Tweed, Stanley H Hsia, Kabirullah Lutfy, Theodore C Friedman	**Titre:**	The endocrine effects of nicotine and cigarette smoke
par:	PubMed Central (PMC)	**DOI:**	10.1016/j.tem.2012.03.006
Date:	2012 May 2	**Site web:**	PMC
Éditeur:	Trends in Endocrinology and Metabolism		

[s24] - https://pmc.ncbi.nlm.nih.gov/articles/PMC9875717/

Auteur:	Sangeeta Gajendra, Scott McIntosh, Sucharu Ghosh	**Titre:**	Effects of tobacco product use on oral health and the role of oral healthcare providers in cessation: A narrative review
par:	Eastman Institute for Oral Health, University of Rochester; Department of Public Health Sciences, University of Rochester; Arthur A. Dugoni School of Dentistry, University of the Pacific	**DOI:**	10.18332/tid/157203
Date:	2023 Jan 25	**Site web:**	PubMed Central (PMC)
Éditeur:	Tobacco Induced Diseases		

[s25] - https://pmc.ncbi.nlm.nih.gov/articles/PMC10519547/

Auteur:	Mueataz A Mahyoub, Sarah Al-Qurmoti, Ayesha Akram Rai, Mustafa Abbas, Majed Jebril, Mohammed Alnaggar, Shuixiang He	**Titre:**	Adverse physiological effects of smoking cessation on the gastrointestinal tract: A review
par:	PubMed Central (PMC)	**DOI:**	10.1097/MD.0000000000035124
Date:	2023 Sep 22	**Site web:**	PMC
Éditeur:	Medicine		

[s26] - https://pmc.ncbi.nlm.nih.gov/articles/PMC3162229/

Auteur:	Geoffrey C Williams, Heather Patrick, Christopher P Niemiec, Richard M Ryan, Edward L Deci, Holly McGregor Lavigne	**Titre:**	The Smoker's Health Project: A self-determination theory intervention to facilitate maintenance of tobacco abstinence
DOI:	10.1016/j.cct.2011.03.002	**Date:**	2011 Mar 5
Site web:	PubMed Central (PMC)		

[s27] - https://pmc.ncbi.nlm.nih.gov/articles/PMC7309212/

Auteur:	Federico Giulietti, Andrea Filipponi, Giulia Rosettani, Piero Giordano, Corrado Iacoacci, Francesco Spannella, Riccardo Sarzani	**Titre:**	Pharmacological Approach to Smoking Cessation: An Updated Review for Daily Clinical Practice
par:	IRCCS INRCA, Ancona, Italy; Università Politecnica Delle Marche, Ancona, Italy	**DOI:**	10.1007/s40292-020-00396-9
Date:	2020 Jun 23	**Site web:**	PubMed Central (PMC)
Éditeur:	High Blood Pressure & Cardiovascular Prevention		

[s28] - https://pmc.ncbi.nlm.nih.gov/articles/PMC6261256/

Auteur:	Sara Kalkhoran, Neal L Benowitz, Nancy A Rigotti	**Titre:**	Prevention and Treatment of Tobacco Use: JACC Health Promotion Series
DOI:	10.1016/j.jacc.2018.06.036	**Date:**	2018 Aug 28
Site web:	PubMed Central (PMC)	**Éditeur:**	Journal of the American College of Cardiology

[s29] - https://pmc.ncbi.nlm.nih.gov/articles/PMC8121093/

Auteur:	Gemma MJ Taylor, Nicola Lindson, Amanda Farley, Andrea Leinberger-Jabari, Katherine Sawyer, Rebecca te Water Naudé, Annika Theodoulou, Naomi King, Chloe Burke, Paul Aveyard	**Titre:**	Smoking cessation for improving mental health
DOI:	10.1002/14651858.CD013522.pub2	**Date:**	2021 Mar 9
Site web:	PubMed Central (PMC)	**Éditeur:**	The Cochrane Database of Systematic Reviews

[s30] - https://pmc.ncbi.nlm.nih.gov/articles/PMC6635501/

Auteur:	Caitlin Notley, Sarah Gentry, Jonathan Livingstone-Banks, Linda Bauld, Rafael Perera, Jamie Hartmann-Boyce	**Titre:**	Incentives for smoking cessation
DOI:	10.1002/14651858.CD004307.pub6	**Date:**	2019 Jul 17
Site web:	PubMed Central (PMC)	**Éditeur:**	The Cochrane Database of Systematic Reviews

[s31] - https://nida.nih.gov/publications/research-reports/tobacco-nicotine-e-cigarettes/what-are-treatments-tobacco-dependence

Titre:	What are Treatments for Tobacco Dependence?	**par:**	National Institute on Drug Abuse (NIDA)
Site web:	NIDA		

[s32] - https://pubmed.ncbi.nlm.nih.gov/10681484/

Auteur:	Balfour D;Benowitz N;Fagerström K; Kunze M;Keil U	**Titre:**	Diagnosis and treatment of nicotine dependence with emphasis on nicotine replacement therapy. A status report
DOI:	10.1053/euhj.1999.1949	**Date:**	2000 Mar
Site web:	PubMed	**Éditeur:**	Eur Heart J

[s33] - https://pubmed.ncbi.nlm.nih.gov/15023708/

Auteur:	Lerman C; Kaufmann V; Rukstalis M; Patterson F; Perkins K; Audrain-McGovern J; Benowitz N	**Titre:**	Individualizing nicotine replacement therapy for the treatment of tobacco dependence: a randomized trial
DOI:	10.7326/0003-4819-140-6-200403160-00009	**Date:**	03/16/2004
Site web:	PubMed	**Éditeur:**	Ann Intern Med

[s34] - https://pubmed.ncbi.nlm.nih.gov/35584242/

Auteur:	Patel SY;Wayne GF;Progovac AM; Flores M;Moyer M;Mullin B;Levy D; Saloner B;Cook BL.	**Titre:**	Effects of Medicaid coverage on receipt of tobacco dependence treatment among Medicaid beneficiaries with substance use disorder - PubMed
par:	PubMed	**DOI:**	10.1111/1475-6773.14007
Date:	2022 Dec	**Site web:**	PubMed
Éditeur:	Health Serv Res		

[s35] - https://pmc.ncbi.nlm.nih.gov/articles/PMC4824537/

Auteur:	Timothy B Baker, Megan E Piper, James H Stein, Stevens S Smith, Daniel M Bolt, David L Fraser, Michael C Fiore	**Titre:**	The Effects of the Nicotine Patch vs. Varenicline vs. Combination Nicotine Replacement Therapy on Smoking Cessation at 26 Weeks: A Randomized Controlled Trial
par:	University of Wisconsin School of Medicine and Public Health	**DOI:**	10.1001/jama.2015.19284
Date:	2016 Jan 26	**Site web:**	PubMed Central (PMC)
Éditeur:	JAMA		

[s36] - https://pubmed.ncbi.nlm.nih.gov/32600406/

Auteur:	Zawertailo L;Hendershot CS;Tyndale RF;Le Foll B;Samokhvalov AV; Thorpe KE;Pipe A;Reid RD;Selby P.	**Titre:**	Personalized dosing of nicotine replacement therapy versus standard dosing for the treatment of individuals with tobacco dependence: study protocol for a randomized placebo-controlled trial
DOI:	10.1186/s13063-020-04532-7	**Date:**	06/29/2020
Site web:	PubMed	**Éditeur:**	Trials

[s37] - https://pubmed.ncbi.nlm.nih.gov/15637394/

Auteur:	Lerman C, Patterson F, Berrettini W	**Titre:**	Treating tobacco dependence: state of the science and new directions
par:	PubMed	**DOI:**	10.1200/JCO.2005.04.058
Date:	01/10/2005	**Site web:**	PubMed
Éditeur:	J Clin Oncol		

[s38] - https://nida.nih.gov/publications/research-reports/tobacco-nicotine-e-cigarettes/what-are-treatments-tobacco-dependence

Titre:	What Are Treatments for Tobacco Dependence?	**par:**	National Institute on Drug Abuse (NIDA)
Site web:	nida.nih.gov	**Éditeur:**	NIDA

[s39] - https://pmc.ncbi.nlm.nih.gov/articles/PMC7073926/
Auteur: Gemma M J Taylor, Taha Itani, Kyla H Thomas, Dheeraj Rai, Tim Jones, Frank Windmeijer, Richard M Martin, Marcus R Munafò, Neil M Davies, Amy E Taylor
Titre: Prescribing Prevalence, Effectiveness, and Mental Health Safety of Smoking Cessation Medicines in Patients With Mental Disorders
par: University of Bristol
DOI: 10.1093/ntr/ntz072
Date: 2019 Jul 10
Site web: PubMed Central (PMC)
Éditeur: Nicotine & Tobacco Research

[s40] - https://pmc.ncbi.nlm.nih.gov/articles/PMC2518383/
Auteur: Karl Fagerström, John Hughes
Titre: Varenicline in the treatment of tobacco dependence
DOI: 10.2147/ndt.s927
Date: 2008 Apr
Site web: PubMed Central (PMC)
Éditeur: Neuropsychiatric Disease and Treatment

[s41] - https://pubmed.ncbi.nlm.nih.gov/24372901/
Auteur: Kotz D, Brown J, West R
Titre: 'Real-world' effectiveness of smoking cessation treatments: a population study
par: National Center for Biotechnology Information
DOI: 10.1111/add.12429
Date: 2014 Mar
Site web: PubMed
Éditeur: Addiction

[s42] - https://dx.doi.org/10.15585/mmwr.mm7329a1
Auteur: Brenna VanFrank
Titre: Adult Smoking Cessation — United States, 2022
par: Centers for Disease Control and Prevention (CDC)
DOI: 10.15585/mmwr.mm7329a1
Date: July 25, 2024
Site web: MMWR (Morbidity and Mortality Weekly Report)
Éditeur: CDC

[s43] - https://pmc.ncbi.nlm.nih.gov/articles/PMC6400424/
Auteur: Eva AM van Eerd, Regina M van der Meer, Onno CP van Schayck, Daniel Kotz
Titre: Smoking cessation for people with chronic obstructive pulmonary disease
DOI: 10.1002/14651858.CD010744.pub2
Date: 2016 Aug 20
Site web: PubMed Central (PMC)
Éditeur: The Cochrane Database of Systematic Reviews

[s44] - https://pmc.ncbi.nlm.nih.gov/articles/PMC2946180/
Auteur: Neal L Benowitz
Titre: Pharmacology of Nicotine: Addiction, Smoking-Induced Disease, and Therapeutics
par: University of California, San Francisco
DOI: 10.1146/annurev.pharmtox.48.113006.094742
Date: 2009
Site web: PubMed Central (PMC)
Éditeur: Annual review of pharmacology and toxicology

[s45] -
https://nida.nih.gov/publications/research-reports/tobacco-nicotine-e-cigarettes/what-are-treatments-tobacco-dependence

Titre:	What are Treatments for Tobacco Dependence?	**par:**	National Institute on Drug Abuse (NIDA)
Site web:	nida.nih.gov		

[s46] -
https://nida.nih.gov/about-nida/noras-blog/2023/06/nida-supports-research-novel-approaches-smoking-cessation

Titre:	NIDA Supports Research on Novel Approaches to Smoking Cessation	**par:**	National Institute on Drug Abuse (NIDA)
Date:	June 2023	**Site web:**	nida.nih.gov
Éditeur:	National Institutes of Health (NIH)		

[s47] - https://pubmed.ncbi.nlm.nih.gov/35133411/

Auteur:	Rigotti NA; Kruse GR; Livingstone-Banks J; Hartmann-Boyce J	**Titre:**	Treatment of Tobacco Smoking: A Review
DOI:	10.1001/jama.2022.0395	**Date:**	02/08/2022
Site web:	PubMed	**Éditeur:**	JAMA

[s48] - https://pmc.ncbi.nlm.nih.gov/articles/PMC6099309/

Auteur:	Chandni Hindocha, Tom P Freeman, Meryem Grabski, Jack B Stroud, Holly Crudgington, Alan C Davies, Ravi K Das, William Lawn, Celia J A Morgan, H Valerie Curran	**Titre:**	Cannabidiol reverses attentional bias to cigarette cues in a human experimental model of tobacco withdrawal
par:	University College London, National Addiction Centre, Institute of Psychiatry, Psychology and Neuroscience, King's College London, School of Experimental Psychology, University of Bristol, Psychopharmacology and Addiction Research Centre, University of Exeter	**DOI:**	10.1111/add.14243
Date:	2018 Jun 3	**Site web:**	PubMed Central (PMC)
Éditeur:	Addiction (Abingdon, England)		

[s49] - https://pmc.ncbi.nlm.nih.gov/articles/PMC7297086/

Auteur:	Jennifer B McClure, Jonathan Bricker, Kristin Mull, Jaimee L Heffner	**Titre:**	Comparative Effectiveness of Group-Delivered Acceptance and Commitment Therapy versus Cognitive Behavioral Therapy for Smoking Cessation: A Randomized Controlled Trial
par:	Kaiser Permanente Washington Health Research Institute; Fred Hutchinson Cancer Research Center	**DOI:**	10.1093/ntr/nty268
Date:	2018 Dec 19	**Site web:**	PubMed Central (PMC)
Éditeur:	Oxford University Press		

[s50] - https://pmc.ncbi.nlm.nih.gov/articles/PMC2666379/

Auteur:	Michael J Zvolensky, Sherry H Stewart, Anka A Vujanovic, Dubravka Gavric, Dan Steeves	**Titre:**	Anxiety sensitivity and anxiety and depressive symptoms in the prediction of early smoking lapse and relapse during smoking cessation treatment
DOI:	10.1093/ntr/ntn037	**Date:**	2009 Feb 23
Site web:	PubMed Central (PMC)	**Éditeur:**	Nicotine & Tobacco Research

[s51] - https://pmc.ncbi.nlm.nih.gov/articles/PMC3910509/

Auteur:	Kenneth A Perkins, Caryn Lerman	**Titre:**	AN EFFICIENT EARLY PHASE 2 PROCEDURE TO SCREEN MEDICATIONS FOR EFFICACY IN SMOKING CESSATION
DOI:	10.1007/s00213-013-3364-6	**Date:**	2013 Dec 3
Site web:	PubMed Central (PMC)		

[s52] - https://pmc.ncbi.nlm.nih.gov/articles/PMC7874528/

Auteur:	Christine Vinci	**Titre:**	Cognitive Behavioral and Mindfulness-Based Interventions for Smoking Cessation: a Review of the Recent Literature
par:	Moffitt Cancer Center	**DOI:**	10.1007/s11912-020-00915-w
Date:	2020 May 16	**Site web:**	PubMed Central (PMC)
Éditeur:	Current oncology reports		

[s53] - https://pmc.ncbi.nlm.nih.gov/articles/PMC7263424/

Auteur:	Adrian R White, Hagen Rampes, Jian Ping Liu, Lindsay F Stead, John Campbell	**Titre:**	Acupuncture and related interventions for smoking cessation
DOI:	10.1002/14651858.CD000009.pub4	**Date:**	2014 Jan 23
Site web:	PubMed Central (PMC)	**Éditeur:**	The Cochrane Database of Systematic Reviews

[s54] - https://www.ncbi.nlm.nih.gov/books/NBK64116/

Titre:	4 Physical Detoxification Services for Withdrawal From Specific Substances	**par:**	Substance Abuse and Mental Health Services Administration (US)
Date:	2006	**Site web:**	NCBI Bookshelf

[s55] - https://pmc.ncbi.nlm.nih.gov/articles/PMC6339342/

Auteur:	Mona Hersi, Gregory Traversy, Brett D Thombs, Andrew Beck, Becky Skidmore, Stéphane Groulx, Eddy Lang, Donna L Reynolds, Brenda Wilson, Steven L Bernstein, Peter Selby, Stephanie Johnson-Obaseki, Douglas Manuel, Smita Pakhale, Justin Presseau, Susan Courage, Brian Hutton, Beverley J Shea, Vivian Welch, Matt Morrow, Julian Little, Adrienne Stevens	**Titre:**	Effectiveness of stop smoking interventions among adults: protocol for an overview of systematic reviews and an updated systematic review
DOI:	10.1186/s13643-018-0928-x	**Date:**	2019 Jan 19
Site web:	PubMed Central (PMC)	**Éditeur:**	Systematic Reviews

[s56] - https://www.nccih.nih.gov/health/quitting-smoking

Titre:	Quitting Smoking With Complementary Health Approaches	**par:**	U.S. National Institutes of Health
Site web:	NCCIH		

[s57] - https://pmc.ncbi.nlm.nih.gov/articles/PMC10647068/

Auteur: Chun-Li Lu, Xin-Yan Jin, Qian-Yun Wang, Xiao-Ying Chen, Ruo-Xiang Zheng, Chao-Jie Wang, Jing-Jing Jiang, Shu-Yu Qiao, Si-Hong Yang, Wei-Han Zhang, Si-Yi Chen, Jia-Xuan Li, Xue-Han Liu, Yu-Si Suo, Jian-Hua Wang, Xue Xue, Li-Rong Liang, Nicola Robinson, Jian-Ping Liu
Titre: Traditional Chinese medicine for smoking cessation: An umbrella review of systematic reviews and meta-analysis of randomized controlled trials
DOI: 10.18332/tid/174090
Date: 2023 Nov 15
Site web: PubMed Central (PMC)
Éditeur: Tobacco Induced Diseases

[s58] - https://pmc.ncbi.nlm.nih.gov/articles/PMC10624982/

Auteur: Zhao Liu, Rui Qin, Xue-Jun Hu, Li-Jun Liu, Su-Qin Xu, Guo-Chao Shi, Hong Zhou, Jing Bai, Chun-Mei Zhang, Yong Qi, Wei Zhou, Shu-Hua Lan, Jin Tong, Tong-Sheng Su, Qiang Wang, Xin-Yan Yang, De-Jun Sun, Li-Ming Zhu, Xiao-Yang Chen, Hong Chen, Yu-Peng Xie, Zhi-Hua Xiao, Yan-Bin Chen, Bo Zhao, Qiu-Ge Wu, Wen-Li Chen, Dong-Yan Li, Hongbo Liu, An-Qi Cheng, Zi-Yang Cui, Liang Zhao, Jin-Xuan Li, Xiao-Wen Wei
Titre: Real-world tobacco cessation practice in China: findings from the prospective, nationwide multicenter China National Tobacco Cessation Cohort Study (CNTCCS)
Site web: PMC

[s59] - https://nida.nih.gov/publications/research-reports/tobacco-nicotine-e-cigarettes/what-are-treatments-tobacco-dependence

Titre: What Are Treatments for Tobacco Dependence?
par: National Institute on Drug Abuse (NIDA)
Site web: nida.nih.gov
Éditeur: NIDA

[s60] - https://www.nccih.nih.gov/health/providers/digest/complementary-health-approaches-for-smoking-cessation-science

Titre: Complementary Health Approaches for Smoking Cessation: What the Science Says
par: National Center for Complementary and Integrative Health (NCCIH), NIH
Site web: nccih.nih.gov

[s61] - https://pmc.ncbi.nlm.nih.gov/articles/PMC3770754/

Auteur: Laura Carim-Todd, Suzanne H Mitchell, Barry S Oken
Titre: Mind-body practices: an alternative, drug-free treatment for smoking cessation? A systematic review of the literature
par: Oregon Health & Science University (OHSU)
DOI: 10.1016/j.drugalcdep.2013.04.014
Date: 2013 May 8
Site web: PubMed Central (PMC)
Éditeur: Drug and alcohol dependence

[s62] - https://pmc.ncbi.nlm.nih.gov/articles/PMC9009295/

Auteur:	Sarah Jackson, Jamie Brown, Emma Norris, Jonathan Livingstone-Banks, Emily Hayes, Nicola Lindson	**Titre:**	Mindfulness for smoking cessation
par:	University College London, Brunel University London, Nuffield Department of Primary Care Health Sciences, University of Oxford, Centre for Behaviour Change	**DOI:**	10.1002/14651858.CD013696.pub2
Date:	2022 Apr 14	**Site web:**	PubMed Central (PMC)
Éditeur:	The Cochrane Database of Systematic Reviews		

[s63] - https://pmc.ncbi.nlm.nih.gov/articles/PMC8121093/

Auteur:	Gemma MJ Taylor, Nicola Lindson, Amanda Farley, Andrea Leinberger-Jabari, Katherine Sawyer, Rebecca te Water Naudé, Annika Theodoulou, Naomi King, Chloe Burke, Paul Aveyard	**Titre:**	Smoking cessation for improving mental health
par:	University of Bath, University of Oxford, University of Birmingham, New York University Abu Dhabi	**DOI:**	10.1002/14651858.CD013522.pub2
Date:	2021 Mar 9	**Site web:**	PubMed Central (PMC)
Éditeur:	The Cochrane Database of Systematic Reviews		

[s64] - https://nida.nih.gov/publications/research-reports/tobacco-nicotine-e-cigarettes/what-are-treatments-tobacco-dependence

Titre:	What Are Treatments for Tobacco Dependence?	**par:**	National Institute on Drug Abuse (NIDA)
Site web:	nida.nih.gov	**Éditeur:**	National Institute on Drug Abuse (NIDA)

[s65] - https://pmc.ncbi.nlm.nih.gov/articles/PMC7874528/

Auteur:	Christine Vinci	**Titre:**	Cognitive Behavioral and Mindfulness-Based Interventions for Smoking Cessation: a Review of the Recent Literature
par:	Moffitt Cancer Center	**DOI:**	10.1007/s11912-020-00915-w
Date:	2020 May 16	**Site web:**	PubMed Central (PMC)
Éditeur:	Current oncology reports		

[s66] - https://www.ncbi.nlm.nih.gov/books/NBK63957/

Auteur:	Tobacco Use and Dependence Guideline Panel	**Titre:**	Glossary - Treating Tobacco Use and Dependence: 2008 Update
par:	US Department of Health and Human Services	**Date:**	2008/05
Site web:	NCBI Bookshelf	**Éditeur:**	US Department of Health and Human Services

[s67] - https://pmc.ncbi.nlm.nih.gov/articles/PMC9009295/

Auteur:	Sarah Jackson, Jamie Brown, Emma Norris, Jonathan Livingstone-Banks, Emily Hayes, Nicola Lindson	**Titre:**	Mindfulness for smoking cessation
DOI:	10.1002/14651858.CD013696.pub2	**Date:**	2022 Apr 14
Site web:	PubMed Central (PMC)	**Éditeur:**	The Cochrane Database of Systematic Reviews

[s68] - https://pmc.ncbi.nlm.nih.gov/articles/PMC6464070/

Auteur:	Lindsay F Stead, Allison J Carroll, Tim Lancaster	**Titre:**	Group behaviour therapy programmes for smoking cessation
par:	University of Oxford, Nuffield Department of Primary Care Health Sciences; Northwestern University Feinberg School of Medicine, Department of Preventive Medicine	**DOI:**	10.1002/14651858.CD001007.pub3
Date:	2017 Mar 31	**Site web:**	PMC (PubMed Central)
Éditeur:	The Cochrane Database of Systematic Reviews		

[s69] - https://pmc.ncbi.nlm.nih.gov/articles/PMC4562427/

Auteur:	Nancy A Rigotti	**Titre:**	Strategies to Help a Smoker Who is Struggling to Quit
DOI:	10.1001/jama.2012.13043	**Date:**	2012 Oct 17
Site web:	PubMed Central (PMC)	**Éditeur:**	JAMA

[s70] - https://pmc.ncbi.nlm.nih.gov/articles/PMC6400424/

Auteur:	Eva AM van Eerd, Regina M van der Meer, Onno CP van Schayck, Daniel Kotz	**Titre:**	Smoking cessation for people with chronic obstructive pulmonary disease
par:	CAPHRI School for Public Health and Primary Care, Maastricht University Medical Centre, Department of Family Medicine, Maastricht, Netherlands; Public Health Service of Haaglanden, Epidemiology, The Hague, Netherlands; Maastricht University (CAPHRI), Department of Family Medicine, Maastricht, Netherlands; Heinrich-Heine-University, Institute of General Practice, Addiction Research and Clinical Epidemiology, Medical Faculty, Düsseldorf, Germany	**DOI:**	10.1002/14651858.CD010744.pub2
Date:	2016 Aug 20	**Site web:**	PubMed Central (PMC)
Éditeur:	The Cochrane Database of Systematic Reviews		

[s71] - https://pmc.ncbi.nlm.nih.gov/articles/PMC6819982/

Auteur:	Michael H Ussher, Guy E J Faulkner, Kathryn Angus, Jamie Hartmann-Boyce, Adrian H Taylor	**Titre:**	Exercise interventions for smoking cessation
DOI:	10.1002/14651858.CD002295.pub6	**Date:**	2019 Oct 30
Site web:	PubMed Central (PMC)	**Éditeur:**	The Cochrane Database of Systematic Reviews

[s72] - https://pmc.ncbi.nlm.nih.gov/articles/PMC6464070/

Auteur:	Lindsay F Stead, Allison J Carroll, Tim Lancaster	**Titre:**	Group behaviour therapy programmes for smoking cessation
DOI:	10.1002/14651858.CD001007.pub3	**Date:**	2017 Mar 31
Site web:	PubMed Central (PMC)	**Éditeur:**	The Cochrane Database of Systematic Reviews

[s73] - https://nida.nih.gov/publications/research-reports/tobacco-nicotine-e-cigarettes/what-are-treatments-tobacco-dependence

Titre:	What Are Treatments for Tobacco Dependence?	**par:**	National Institute on Drug Abuse (NIDA)
Site web:	National Institute on Drug Abuse (NIDA)	**Éditeur:**	National Institutes of Health (NIH)

[s74] - https://pmc.ncbi.nlm.nih.gov/articles/PMC8121093/

Auteur:	Gemma MJ Taylor, Nicola Lindson, Amanda Farley, Andrea Leinberger-Jabari, Katherine Sawyer, Rebecca te Water Naudé, Annika Theodoulou, Naomi King, Chloe Burke, Paul Aveyard	**Titre:**	Smoking cessation for improving mental health
par:	National Center for Biotechnology Information (NCBI)	**DOI:**	10.1002/14651858.CD013522.pub2
Date:	2021 Mar 9	**Site web:**	PubMed Central (PMC)
Éditeur:	The Cochrane Database of Systematic Reviews		

[s75] - https://pmc.ncbi.nlm.nih.gov/articles/PMC3304243/

Auteur:	Beth C Bock, Joseph L Fava, Ronnesia Gaskins, Kathleen M Morrow, David M Williams, Ernestine Jennings, Bruce M Becker, Geoffrey Tremont, Bess H Marcus	**Titre:**	Yoga as a Complementary Treatment for Smoking Cessation in Women
par:	National Center for Biotechnology Information (NCBI)	**DOI:**	10.1089/jwh.2011.2963
Date:	2012 Feb	**Site web:**	PubMed Central (PMC)
Éditeur:	Journal of Women's Health		

[s76] - https://pmc.ncbi.nlm.nih.gov/articles/PMC2897895/

Auteur:	R Kathryn McHugh, Bridget A Hearon, Michael W Otto	**Titre:**	Cognitive-Behavioral Therapy for Substance Use Disorders
par:	Boston University	**DOI:**	10.1016/j.psc.2010.04.012
Date:	2010 Sep	**Site web:**	PubMed Central (PMC)
Éditeur:	The Psychiatric clinics of North America		

[s77] - https://pmc.ncbi.nlm.nih.gov/articles/PMC3150158/

Auteur:	Debra Umberson, Jennifer Karas Montez	**Titre:**	Social Relationships and Health: A Flashpoint for Health Policy
par:	National Center for Biotechnology Information (NCBI)	**DOI:**	10.1177/0022146510383501
Date:	2010	**Site web:**	PubMed Central (PMC)
Éditeur:	Journal of health and social behavior		

[s78] - https://pmc.ncbi.nlm.nih.gov/articles/PMC4158844/

Auteur:	Dennis C Daley	**Titre:**	Family and social aspects of substance use disorders and treatment
par:	Addiction Medicine Services, Western Psychiatric Institute and Clinic, Pittsburgh, PA, USA	**DOI:**	10.1016/j.jfda.2013.09.038
Date:	2013 Dec	**Site web:**	PMC
Éditeur:	Journal of food and drug analysis		

[s79] - https://www.ncbi.nlm.nih.gov/books/NBK585650/

Auteur:	Jorunn Drageset	**Titre:**	Social Support
par:	National Center for Biotechnology Information (NCBI)	**DOI:**	10.1007/978-3-030-63135-2_11
Date:	2021/03/12	**Site web:**	NCBI Bookshelf
Éditeur:	Springer		

[s80] - https://pmc.ncbi.nlm.nih.gov/articles/PMC3518627/

Auteur:	Rennie Negron, Anika Martin, Meital Almog, Amy Balbierz, Elizabeth A Howell	**Titre:**	Social support during the postpartum period: Mothers' views on needs, expectations, and mobilization of support
par:	National Center for Biotechnology Information (NCBI)	**DOI:**	10.1007/s10995-012-1037-4
Date:	2013 May	**Site web:**	PubMed Central (PMC)
Éditeur:	Springer		

[s81] - https://pmc.ncbi.nlm.nih.gov/articles/PMC4869534/

Auteur:	Ann W Nguyen, Linda M Chatters, Robert Joseph Taylor, Dawne M Mouzon	**Titre:**	Social Support from Family and Friends and Subjective Well-Being of Older African Americans
DOI:	10.1007/s10902-015-9626-8	**Date:**	2015 Mar 15
Site web:	PubMed Central (PMC)	**Éditeur:**	Journal of happiness studies

[s82] - https://pmc.ncbi.nlm.nih.gov/articles/PMC5104348/

Auteur:	Bridgette E Garrett, Shanta R Dube, Stephen Babb, Tim McAfee	**Titre:**	Addressing the Social Determinants of Health to Reduce Tobacco-Related Disparities
par:	Office on Smoking and Health, Centers for Disease Control and Prevention, Atlanta, GA; Division of Epidemiology and Biostatistics, Georgia State University, Atlanta, GA	**DOI:**	10.1093/ntr/ntu266
Date:	2014 Dec 16	**Site web:**	PubMed Central (PMC)

[s83] - https://pmc.ncbi.nlm.nih.gov/articles/PMC6612927/

Auteur:	Lionel Pourtau, Elise Martin, Gwenn Menvielle, Fabienne El Khoury-Lesueur, Maria Melchior	**Titre:**	To smoke or not to smoke? A qualitative study among young adults
DOI:	10.1016/j.pmedr.2019.100927	**Date:**	2019 Jun 22
Site web:	PubMed Central (PMC)	**Éditeur:**	Preventive Medicine Reports

[s84] - https://pmc.ncbi.nlm.nih.gov/articles/PMC6486126/

Auteur:	Malgorzata M Bala, Lukasz Strzeszynski, Roman Topor-Madry	**Titre:**	Mass media interventions for smoking cessation in adults
DOI:	10.1002/14651858.CD004704.pub4	**Date:**	2017 Nov 21
Site web:	PubMed Central (PMC)	**Éditeur:**	The Cochrane Database of Systematic Reviews

[s85] - https://www.ncbi.nlm.nih.gov/books/NBK99236/

Auteur: National Center for Chronic Disease Prevention and Health Promotion (US) Office on Smoking and Health
Titre: Social, Environmental, Cognitive, and Genetic Influences on the Use of Tobacco Among Youth
par: Centers for Disease Control and Prevention (US)
Date: 2012
Site web: NCBI Bookshelf
Éditeur: Centers for Disease Control and Prevention (US)

[s86] - https://pmc.ncbi.nlm.nih.gov/articles/PMC6459678/

Auteur: Julia N Soulakova, Chiung-Ya Tang, Selena A Leonardo, Lindsay A Taliaferro
Titre: Motivational Benefits of Social Support and Behavioural Interventions for Smoking Cessation
par: University of Central Florida
DOI: 10.1017/jsc.2017.26
Date: 2018 Jan 21
Site web: PubMed Central (PMC)
Éditeur: Cambridge University Press

[s87] - https://pmc.ncbi.nlm.nih.gov/articles/PMC6720923/

Auteur: Floor A van den Brand, Puck Nagtzaam, Gera E Nagelhout, Bjorn Winkens, Constant P van Schayck
Titre: The Association of Peer Smoking Behavior and Social Support with Quit Success in Employees Who Participated in a Smoking Cessation Intervention at the Workplace
par: Maastricht University, IVO Research Institute, National Center for Biotechnology Information (NCBI), National Library of Medicine (NLM), National Institutes of Health (NIH), HHS, USA.gov
DOI: 10.3390/ijerph16162831
Date: 2019 Aug 8
Site web: PubMed Central (PMC)
Éditeur: MDPI

[s88] - https://pmc.ncbi.nlm.nih.gov/articles/PMC5052086/

Auteur: Anne Saw, Debora Paterniti, Lei-Chun Fung, Janice Y Tsoh, Moon S Chen, Jr, Elisa Tong
Titre: Social Environmental Influences on Smoking and Cessation: Qualitative Perspectives among Chinese-Speaking Smokers and Nonsmokers in California
DOI: 10.1007/s10903-016-0358-6
Date: 2017 Dec
Site web: PubMed Central (PMC)
Éditeur: Journal of immigrant and minority health

[s89] - https://pmc.ncbi.nlm.nih.gov/articles/PMC4511598/

Auteur: Susan E Short, Stefanie Mollborn
Titre: Social Determinants and Health Behaviors: Conceptual Frames and Empirical Advances
DOI: 10.1016/j.copsyc.2015.05.002
Date: 2015 Oct
Site web: PubMed Central (PMC)

[s90] - https://pmc.ncbi.nlm.nih.gov/articles/PMC3490871/

Auteur:	Wilma S Leslie, Preethi R Koshy, Mhairi Mackenzie, Heather M Murray, Susan Boyle, Michael EJ Lean, Andrew Walker, Catherine R Hankey	**Titre:**	Changes in body weight and food choice in those attempting smoking cessation: a cluster randomised controlled trial
DOI:	10.1186/1471-2458-12-389	**Date:**	2012 May 29
Site web:	PubMed Central (PMC)	**Éditeur:**	BMC Public Health

[s91] - https://pubmed.ncbi.nlm.nih.gov/9863851/

Auteur:	Ornish D;Scherwitz LW;Billings JH; Brown SE;Gould KL;Merritt TA; Sparler S;Armstrong WT;Ports TA; Kirkeeide RL;Hogeboom C;Brand RJ.	**Titre:**	Intensive lifestyle changes for reversal of coronary heart disease
DOI:	10.1001/jama.280.23.2001	**Date:**	12/16/1998
Site web:	PubMed	**Éditeur:**	JAMA

[s92] - https://pmc.ncbi.nlm.nih.gov/articles/PMC6125029/

Auteur:	Jenna Brinks, Amy Fowler, Barry A Franklin, Jassu Dulai	**Titre:**	Lifestyle Modification in Secondary Prevention: Beyond Pharmacotherapy
par:	William Beaumont Hospital; Oakland University William Beaumont School of Medicine	**DOI:**	10.1177/1559827616651402
Date:	2016 Jul 8	**Site web:**	PubMed Central (PMC)
Éditeur:	American Journal of Lifestyle Medicine		

[s93] - https://www.ncbi.nlm.nih.gov/books/NBK585052/

Auteur:	Richa Patel, Reddog E. Sina, Daniel Keyes	**Titre:**	Lifestyle Modification for Diabetes and Heart Disease Prevention
par:	StatPearls Publishing	**Date:**	2024/02/12
Site web:	NCBI Bookshelf	**Éditeur:**	StatPearls Publishing

[s94] - https://pmc.ncbi.nlm.nih.gov/articles/PMC9736780/

Auteur:	Christoph Schäfer, Gernot Keyßer	**Titre:**	Lifestyle Factors and Their Influence on Rheumatoid Arthritis: A Narrative Review
DOI:	10.3390/jcm11237179	**Date:**	2022 Dec 2
Site web:	PubMed Central (PMC)	**Éditeur:**	Journal of Clinical Medicine

[s95] - https://pmc.ncbi.nlm.nih.gov/articles/PMC2946180/

Auteur:	Neal L Benowitz	**Titre:**	Pharmacology of Nicotine: Addiction, Smoking-Induced Disease, and Therapeutics
par:	University of California, San Francisco	**DOI:**	10.1146/annurev.pharmtox.48.113006.094742
Date:	2009	**Site web:**	PubMed Central (PMC)
Éditeur:	Annual review of pharmacology and toxicology		

[s96] - https://pmc.ncbi.nlm.nih.gov/articles/PMC7849885/

Auteur:	Lieke Agathe Dieleman, Petra G van Peet, Hedwig M M Vos	**Titre:**	Gender differences within the barriers to smoking cessation and the preferences for interventions in primary care a qualitative study using focus groups in The Hague, The Netherlands
par:	Department of Public Health and Primary Care, LUMC, Leiden, The Netherlands	**DOI:**	10.1136/bmjopen-2020-042623
Date:	2021 Jan 29	**Site web:**	PubMed Central (PMC)
Éditeur:	BMJ Open		

[s97] - https://pmc.ncbi.nlm.nih.gov/articles/PMC6468133/

Auteur:	Alicia M Allen, Andrea H Weinberger, Reagan R Wetherill, Carol L Howe, Sherry A McKee	**Titre:**	Oral Contraceptives and Cigarette Smoking: A Review of the Literature and Future Directions
par:	National Center for Biotechnology Information (NCBI)	**DOI:**	10.1093/ntr/ntx258
Date:	2017 Nov 18	**Site web:**	PMC (PubMed Central)
Éditeur:	Oxford University Press		

[s98] - https://pmc.ncbi.nlm.nih.gov/articles/PMC10704195/

Auteur:	Samantha G Farris, Jacqueline E Smith, Dana R Steinberg, Brianna R Altman, Geralyn M Lambert-Messerlian, Shira I Dunsiger, David M Williams, Michael E Saladin, Ana M Abrantes	**Titre:**	Methodological approach for an integrated female-specific study of anxiety and smoking comorbidity
DOI:	10.3389/fpsyt.2023.1267753	**Date:**	2023 Nov 24
Site web:	PubMed Central (PMC)	**Éditeur:**	Frontiers in Psychiatry

[s99] - https://pmc.ncbi.nlm.nih.gov/articles/PMC7914272/

Auteur:	Mariel S Bello, Madalyn M Liautaud, Julianne T De La Cerda, Raina D Pang, Lara A Ray, Jasjit A Ahluwalia, Adam M Leventhal	**Titre:**	Association of Frequency of Perceived Exposure to Discrimination with Tobacco Withdrawal Symptoms and Smoking Lapse Behavior in African Americans
DOI:	10.1111/add.15238	**Date:**	2020 Oct 1
Site web:	PubMed Central (PMC)		

[s100] - https://pmc.ncbi.nlm.nih.gov/articles/PMC5453845/

Auteur:	Erika Litvin Bloom, Rena R Wing, Christopher W Kahler, J Kevin Thompson, Sari Meltzer, Jacki Hecht, Haruka Minami, Lawrence H Price, Richard A Brown	**Titre:**	Distress Tolerance Treatment for Weight Concern in Smoking Cessation Among Women: The WE QUIT Pilot Study
DOI:	10.1177/0145445516683500	**Date:**	2016 Dec 27
Site web:	PubMed Central (PMC)	**Éditeur:**	Behavior modification

[s101] - https://pmc.ncbi.nlm.nih.gov/articles/PMC9139838/

Auteur:	Chin-Wei Kuo, Chung-Fu Lin, Chuan-Yu Chen, Ru-Hsueh Wang, Chieh-Ying Chou, Hsiang-Ju Cheng, Jin-Shang Wu, Chang-Wen Chen, Chi-Chang Shieh, Tsung Yu	**Titre:**	Body-Weight Gain in Women During Smoking Cessation Is a Sex-Specific Predictor of 6-Month Abstinence: A Retrospective Cohort Study
par:	National Cheng Kung University	**DOI:**	10.3389/fpubh.2022.872220
Date:	2022 May 13	**Site web:**	PubMed Central (PMC)
Éditeur:	Frontiers in Public Health		

[s102] - https://pmc.ncbi.nlm.nih.gov/articles/PMC3304243/

Auteur:	Beth C Bock, Joseph L Fava, Ronnesia Gaskins, Kathleen M Morrow, David M Williams, Ernestine Jennings, Bruce M Becker, Geoffrey Tremont, Bess H Marcus	**Titre:**	Yoga as a Complementary Treatment for Smoking Cessation in Women
par:	National Center for Biotechnology Information (NCBI)	**DOI:**	10.1089/jwh.2011.2963
Date:	2012 Feb	**Site web:**	PubMed Central (PMC)
Éditeur:	Journal of Women's Health		

[s103] - https://pmc.ncbi.nlm.nih.gov/articles/PMC4008866/

Auteur:	Bonnie Spring, Neal Doran, Sherry Pagoto, Kristin Schneider, Regina Pingitore, Don Hedeker	**Titre:**	Randomized Controlled Trial for Behavioral Smoking and Weight Control Treatment: Effect of Concurrent versus Sequential Intervention
DOI:	10.1037/0022-006X.72.5.785	**Date:**	2004 Oct
Site web:	PubMed Central (PMC)		

[s104] - https://pmc.ncbi.nlm.nih.gov/articles/PMC2860740/

Auteur:	Marney A White, Carlos M Grilo, Stephanie S O'Malley, Marc N Potenza	**Titre:**	Clinical Case Discussion: Binge Eating Disorder, Obesity and Tobacco Smoking
par:	Yale University School of Medicine, Child Study Center	**DOI:**	10.1097/ADM.0b013e3181ce38c8
Date:	2010 Mar	**Site web:**	PubMed Central (PMC)
Éditeur:	Journal of addiction medicine		

[s105] - https://pmc.ncbi.nlm.nih.gov/articles/PMC10858725/

Auteur:	Chidera N Onwuzo, John Olukorode, Walid Sange, Dolapo A Orimoloye, Chidinma Udojike, Lisa Omoragbon, Abdulraheem E Hassan, David M Falade, Raymond Omiko, Oluwatobi S Odunaike, Paul A Adams-Momoh, Ehizobhen Addeh, Somtochukwu Onwuzo, Urim Joseph-Erameh	**Titre:**	A Review of Smoking Cessation Interventions: Efficacy, Strategies for Implementation, and Future Directions
DOI:	10.7759/cureus.52102	**Date:**	2024 Jan 11
Site web:	PubMed Central (PMC)	**Éditeur:**	Cureus

[s106] - https://www.ncbi.nlm.nih.gov/books/NBK99236/

Auteur:	National Center for Chronic Disease Prevention and Health Promotion (US) Office on Smoking and Health	**Titre:**	Social, Environmental, Cognitive, and Genetic Influences on the Use of Tobacco Among Youth
par:	Centers for Disease Control and Prevention (US)	**Date:**	2012
Site web:	NCBI Bookshelf	**Éditeur:**	Centers for Disease Control and Prevention (US)

[s107] - https://pmc.ncbi.nlm.nih.gov/articles/PMC5525143/

Auteur:	Kristi E Gamarel, Torsten B Neilands, Amy A Conroy, Samantha E Dilworth, Nadra Lisha, Jonelle M Taylor, Lynae A Darbes, Mallory O Johnson	**Titre:**	A longitudinal study of persistent smoking among HIV-positive gay and bisexual men in primary relationships
DOI:	10.1016/j.addbeh.2016.11.019	**Date:**	2016 Nov 18
Site web:	PubMed Central (PMC)	**Éditeur:**	Addictive behaviors

[s108] - https://pmc.ncbi.nlm.nih.gov/articles/PMC6629417/

Auteur:	Kooi-Yau Chean, Lee Gan Goh, Kah-Weng Liew, Chia-Chia Tan, Xin-Ling Choi, Kean-Chye Tan, Siew-Ting Ooi	**Titre:**	Barriers to smoking cessation: a qualitative study from the perspective of primary care in Malaysia
DOI:	10.1136/bmjopen-2018-025491	**Date:**	2019 Jul 9
Site web:	PubMed Central (PMC)	**Éditeur:**	BMJ Open

[s109] - https://pmc.ncbi.nlm.nih.gov/articles/PMC2826972/

Auteur:	David Kalman, Sun Kim, Gregory DiGirolamo, David Smelson, Douglas Ziedonis	**Titre:**	Addressing tobacco use disorder in smokers in early remission from alcohol dependence: the case for integrating smoking cessation services in substance use disorder treatment programs
par:	University Of Massachusetts School of Medicine, College of the Holy Cross, Edith Nourse Memorial Veterans Administration Medical Center	**DOI:**	10.1016/j.cpr.2009.08.009
Date:	2010 Feb	**Site web:**	PMC (PubMed Central)

[s110] - https://pmc.ncbi.nlm.nih.gov/articles/PMC6686688/

Auteur:	Amanda C Blok, Rajani S Sadasivam, Daniel J Amante, Ariana Kamberi, Julie Flahive, Jeanne Morley, Joseph Conigliaro, Thomas K Houston	**Titre:**	Gamification to Motivate the Unmotivated Smoker: The "Take a Break" Digital Health Intervention
par:	PubMed Central (PMC)	**DOI:**	10.1089/g4h.2018.0076
Date:	2019 Aug 2	**Site web:**	PMC
Éditeur:	Games For Health Journal		

[s111] - https://pmc.ncbi.nlm.nih.gov/articles/PMC8122290/

Auteur:	Nikita B Rajani, Nikolaos Mastellos, Filippos T Filippidis	**Titre:**	Self-Efficacy and Motivation to Quit of Smokers Seeking to Quit: Quantitative Assessment of Smoking Cessation Mobile Apps
par:	Department of Primary Care and Public Health, Imperial College London, London, United Kingdom	**DOI:**	10.2196/25030
Date:	2021 Apr 30	**Site web:**	PubMed Central (PMC)
Éditeur:	JMIR mHealth and uHealth		

[s112] - https://pmc.ncbi.nlm.nih.gov/articles/PMC7309212/

Auteur:	Federico Giulietti, Andrea Filipponi, Giulia Rosettani, Piero Giordano, Corrado Iacoacci, Francesco Spannella, Riccardo Sarzani	**Titre:**	Pharmacological Approach to Smoking Cessation: An Updated Review for Daily Clinical Practice
DOI:	10.1007/s40292-020-00396-9	**Date:**	2020 Jun 23
Site web:	PubMed Central (PMC)		

[s113] - https://pmc.ncbi.nlm.nih.gov/articles/PMC4553654/

Auteur:	Steven M Melemis	**Titre:**	Relapse Prevention and the Five Rules of Recovery
par:	Modern Therapies, Toronto, Ontario, Canada	**Date:**	2015 Sep 3
Site web:	PubMed Central (PMC)	**Éditeur:**	The Yale Journal of Biology and Medicine

[s114] - https://pmc.ncbi.nlm.nih.gov/articles/PMC3829471/

Auteur:	Chad J Gwaltney, Jane Metrik, Christopher W Kahler, Saul Shiffman	**Titre:**	Self-Efficacy and Smoking Cessation: A Meta-Analysis
DOI:	10.1037/a0013529	**Date:**	2009 Mar
Site web:	PubMed Central (PMC)		

[s115] - https://pmc.ncbi.nlm.nih.gov/articles/PMC6819982/

Auteur:	Michael H Ussher, Guy E J Faulkner, Kathryn Angus, Jamie Hartmann-Boyce, Adrian H Taylor	**Titre:**	Exercise interventions for smoking cessation
DOI:	10.1002/14651858.CD002295.pub6	**Date:**	2019 Oct 30
Site web:	PubMed Central (PMC)	**Éditeur:**	The Cochrane Database of Systematic Reviews

[s116] - https://pmc.ncbi.nlm.nih.gov/articles/PMC4535933/

Auteur:	N Herd, R Borland	**Titre:**	The natural history of quitting smoking: findings from the International Tobacco Control (ITC) Four Country Survey
DOI:	10.1111/j.1360-0443.2009.02731.x	**Date:**	2009 Dec
Site web:	PubMed Central (PMC)		

[s117] - https://pmc.ncbi.nlm.nih.gov/articles/PMC6372978/

Auteur:	Jonathan Livingstone-Banks, Emma Norris, Jamie Hartmann-Boyce, Robert West, Martin Jarvis, Peter Hajek	**Titre:**	Relapse prevention interventions for smoking cessation
par:	University of Oxford, Nuffield Department of Primary Care Health Sciences, Oxford, UK; University College London, Centre for Behaviour Change, London, UK; University College London, Department of Behavioural Science and Health, London, UK; University College London, Health Behavior Research Centre of Cancer Research UK, Department of Epidemiology and Public Health, London, UK; Barts & The London School of Medicine and Dentistry, Queen Mary University of London, Wolfson Institute of Preventive Medicine, London, UK	**DOI:**	10.1002/14651858.CD003999.pub5
Date:	2019 Feb 13	**Site web:**	PubMed Central (PMC)
Éditeur:	The Cochrane Database of Systematic Reviews		

[s118] - https://pmc.ncbi.nlm.nih.gov/articles/PMC4014029/

Auteur:	James Bell (Kings Health Partners, London, SE5 8RS, UK)	**Titre:**	Pharmacological maintenance treatments of opiate addiction
DOI:	10.1111/bcp.12051	**Date:**	2014 Jan 22
Site web:	PubMed Central (PMC)	**Éditeur:**	British Journal of Clinical Pharmacology

[s119] - https://pmc.ncbi.nlm.nih.gov/articles/PMC7647439/

Auteur:	Zev Schuman-Olivier, Marcelo Trombka, David A Lovas, Judson A Brewer, David R Vago, Richa Gawande, Julie P Dunne, Sara W Lazar, Eric B Loucks, Carl Fulwiler	**Titre:**	Mindfulness and Behavior Change
DOI:	10.1097/HRP.0000000000000277	**Date:**	2020 Nov 6
Site web:	PMC (PubMed Central)	**Éditeur:**	Harvard Review of Psychiatry

[s120] - https://pmc.ncbi.nlm.nih.gov/articles/PMC7647439/

Auteur:	Zev Schuman-Olivier, Marcelo Trombka, David A Lovas, Judson A Brewer, David R Vago, Richa Gawande, Julie P Dunne, Sara W Lazar, Eric B Loucks, Carl Fulwiler	**Titre:**	Mindfulness and Behavior Change
DOI:	10.1097/HRP.0000000000000277	**Date:**	2020 Nov 6
Site web:	PMC (PubMed Central)		

[s121] - https://pmc.ncbi.nlm.nih.gov/articles/PMC3646290/

Auteur:	Surbhi Khanna, Jeffrey M Greeson	**Titre:**	A Narrative Review of Yoga and Mindfulness as Complementary Therapies for Addiction
DOI:	10.1016/j.ctim.2013.01.008	**Date:**	2013 Feb 23
Site web:	PubMed Central (PMC)	**Éditeur:**	Complementary therapies in medicine

[s122] - https://pmc.ncbi.nlm.nih.gov/articles/PMC11483257/

Auteur:	Luz Adriana Bustamante Perez, Lucia Romo, Oulmann Zerhouni	**Titre:**	Feasibility and Engagement of a Mobile App Preparation Program (Kwit) for Smoking Cessation in an Ecological Context: Quantitative Study
par:	University of Paris Nanterre; Inserm-Le Centre de Recherche en Epidémiologie et Santé des Populations; Université de Rouen	**DOI:**	10.2196/51025
Date:	2024 Oct 2	**Site web:**	PubMed Central (PMC)
Éditeur:	JMIR mHealth and uHealth		

[s123] - https://pmc.ncbi.nlm.nih.gov/articles/PMC6635501/

Auteur:	Caitlin Notley, Sarah Gentry, Jonathan Livingstone-Banks, Linda Bauld, Rafael Perera, Jamie Hartmann-Boyce	**Titre:**	Incentives for smoking cessation
par:	National Center for Biotechnology Information (NCBI)	**DOI:**	10.1002/14651858.CD004307.pub6
Date:	2019 Jul 17	**Site web:**	PubMed Central (PMC)
Éditeur:	The Cochrane Database of Systematic Reviews		

[s124] - https://pmc.ncbi.nlm.nih.gov/articles/PMC7647439/

Auteur:	Zev Schuman-Olivier, Marcelo Trombka, David A Lovas, Judson A Brewer, David R Vago, Richa Gawande, Julie P Dunne, Sara W Lazar, Eric B Loucks, Carl Fulwiler	**Titre:**	Mindfulness and Behavior Change
DOI:	10.1097/HRP.0000000000000277	**Date:**	2020 Nov 6
Site web:	PMC		

[s125] - https://pmc.ncbi.nlm.nih.gov/articles/PMC10291338/

Auteur:	Rayyan Zafar, Maxim Siegel, Rebecca Harding, Tommaso Barba, Claudio Agnorelli, Shayam Suseelan, Leor Roseman, Matthew Wall, David John Nutt, David Erritzoe	**Titre:**	Psychedelic therapy in the treatment of addiction: the past, present and future
par:	Centre for Psychedelic Research, Department of Brain Sciences, Faculty of Medicine, Imperial College London; Neuropsychopharmacology Unit, Department of Brain Sciences, Faculty of Medicine, Imperial College London; Clinical Psychopharmacology Unit, University College London; Invicro, London	**DOI:**	10.3389/fpsyt.2023.1183740
Date:	2023 Jun 12	**Site web:**	PubMed Central (PMC)
Éditeur:	Frontiers in Psychiatry		

[s126] - https://pmc.ncbi.nlm.nih.gov/articles/PMC6941891/

Auteur:	Mieke Beth Thomeer, Elaine Hernandez, Debra Umberson, Patricia A Thomas	**Titre:**	Influence of Social Connections on Smoking Behavior across the Life Course
DOI:	10.1016/j.alcr.2019.100294	**Date:**	2019 Jul 2
Site web:	PubMed Central (PMC)		

[s127] - https://pmc.ncbi.nlm.nih.gov/articles/PMC6134402/

Auteur:	Albert J Burgess-Hull, Linda J Roberts, Megan E Piper, Timothy B Baker	**Titre:**	The Social Networks of Smokers Attempting to Quit: An Empirically Derived and Validated Classification
par:	University of Wisconsin-Madison	**DOI:**	10.1037/adb0000336
Date:	2017 Dec 18	**Site web:**	PubMed Central (PMC)

[s128] - https://pmc.ncbi.nlm.nih.gov/articles/PMC7043392/

Auteur:	Aimee Grant, Melanie Morgan, Dunla Gallagher, Dawn Mannay	**Titre:**	Smoking during pregnancy, stigma and secrets: Visual methods exploration in the UK
par:	Qualitative Research Group, Centre for Trials Research, Cardiff University; Centre for Public Health, Institute of Clinical Sciences, Queen's University Belfast; School of Social Sciences, Cardiff University	**DOI:**	10.1016/j.wombi.2018.11.012
Date:	2020 Feb	**Site web:**	PubMed Central (PMC)

[s129] - https://pmc.ncbi.nlm.nih.gov/articles/PMC10552951/

Auteur:	Brian P Jenssen, Robert Schnoll, Rinad S Beidas, Justin Bekelman, Anna-Marika Bauer, Sarah Evers-Casey, Tierney Fisher, Callie Scott, Jody Nicoloso, Peter Gabriel, David A Asch, Alison M Buttenheim, Jessica Chen, Julissa Melo, Dwayne Grant, Michael Horst, Randall Oyer, Lawrence N Shulman, Alicia BW Clifton, Adina Lieberman, Tasnim Salam, Katharine A Rendle, Krisda H Chaiyachati, Rachel C Shelton, Oluwadamilola Fayanju, E Paul Wileyto, Sue Ware, Daniel Blumenthal, Daniel Ragusano, Frank T Leone	**Titre:**	Cluster Randomized Pragmatic Clinical Trial Testing Behavioral Economic Implementation Strategies to Improve Tobacco Treatment for Patients With Cancer Who Smoke
DOI:	10.1200/JCO.23.00355	**Date:**	2023 Jul 19
Site web:	PubMed Central (PMC)	**Éditeur:**	Journal of Clinical Oncology

Sources des images

Les images non répertoriées sont soit créées par nous-mêmes, soit acquises avec une licence appropriée. Tous les droits sont réservés pour ces images.

Pour toutes les autres images répertoriées ici :
Aucune des images n'a été modifiée, seule la résolution a été ajustée. Dans la version eBook, les images ont été compilées en collages numérotés. Toutes les images restent soumises à leur licence d'origine et sont utilisées conformément à leurs conditions de licence respectives. Si vous découvrez des erreurs d'attribution ou d'autres anomalies, veuillez nous contacter.

Date de la révision finale des images : 2025-02-11.

Licence utilisée

CC0 http://creativecommons.org/publicdomain/zero/1.0/deed.en

Crédits images

[i1] - 001_001_001_image_dopamin.jpeg
https://upload.wikimedia.org/wikipedia/commons/d/d1/Dopamine-3D-struct.png

Date:	22 September 2009	**par:**	File Upload Bot (Magnus Manske)
Artiste:	Chemgirl131	**License:**	Public domain

[i2] - 001_001_003_image_acetylcholinrezeptor.jpeg
https://upload.wikimedia.org/wikipedia/commons/3/38/Muscarinic_acetylcholine_receptor_M2-3UON.png

Date:	2012-02-16	**par:**	Takuma-sa
License:	CC0		

[i3] - 001_002_002_image_achtsamkeit.jpeg
https://upload.wikimedia.org/wikipedia/commons/c/c1/School_children_meditating.jpg

Date:	2014-10-13	**par:**	Farang Rak Tham
Artiste:	Kochphon (Honey) Onshawee	**License:**	CC0

[i4] - 001_002_003_image_entspannung.jpeg
https://upload.wikimedia.org/wikipedia/commons/6/61/Relaxation_In_Nature_%28Unsplash%29.jpg

Date:	2017-05-01	**par:**	Fæ
Artiste:	brookecagle	**License:**	CC0

[i5] - 001_002_003_image_gehirn.jpeg
https://upload.wikimedia.org/wikipedia/commons/5/50/Computed_tomography_of_human_brain_-_large.png
Date: Uploaded **par:** Shashi.
Artiste: Mikael Häggström **License:** CC0

[i6] - 001_002_003_image_stress.jpeg
https://upload.wikimedia.org/wikipedia/commons/6/62/Canva_-_Woman_Feeling_Emotional_Stress.jpg
Date: 2016-07-04 **par:** Carovinc2
Artiste: MismibaTinasheMadando **License:** CC0

[i7] - 001_003_001_image_kohlenmonoxid.jpeg
https://upload.wikimedia.org/wikipedia/commons/a/a7/Carbon-monoxide-3D-vdW.png
Date: 2007-05-05 **par:** Benjah-bmm27
License: Public domain

[i8] - 002_001_003_image_johanniskraut.jpeg
https://upload.wikimedia.org/wikipedia/commons/6/68/Hypericum_perforatum%2C_2023-06-20%2C_South_Side%2C_01.jpg
Date: 2023-06-20 **par:** Cbaile19
License: CC0

[i9] - 002_002_003_image_hypnose.jpeg
https://upload.wikimedia.org/wikipedia/commons/c/c6/Hypnotic-spiral.jpg
Date: 2011-03-13 **par:** Lawrencedwolf
License: CC0

[i10] - 002_003_001_image_ohrmuschel.jpeg
https://upload.wikimedia.org/wikipedia/commons/9/9a/Closeup_of_a_human_ear.jpg
Date: 2009 **par:** Matanya
Artiste: he:משתמש:אנדר-ויק **License:** Public domain

[i11] - 002_003_001_image_serotonin.jpeg
https://upload.wikimedia.org/wikipedia/commons/f/fa/Serotonin-3D-vdW.png
Date: 2010-01-02 **par:** Esquilo
License: Public domain

[i12] - 003_001_002_image_meditation.jpeg
https://upload.wikimedia.org/wikipedia/commons/0/00/Meditation_Focus_Point.jpg
Date: 2024-12-12 **par:** Bondigoldwiki
License: CC0

[i13] - 003_003_001_image_gemuese.jpeg
https://upload.wikimedia.org/wikipedia/commons/9/97/Child_working_selling_vegetables_in_downtown_Maracaibo.jpg
Date: 2013-03-16 **par:** Wilfredor
License: CC0

[i14] - 003_003_001_image_nuesse.jpeg
https://upload.wikimedia.org/wikipedia/commons/a/ae/Pecans%2C_hazelnuts%2C_walnuts%2C_almonds%2C_Brazil_nuts_on_a_table_with_logs_2.jpg
Date: 2016-12-22 **par:** Baileynorwood
License: CC0

[i15] - 003_003_001_image_obst.jpeg
https://upload.wikimedia.org/wikipedia/commons/e/e0/Citrus_fruits.jpg
Date: 2005-01-15 **par:** MarkSweep
Artiste: Scott Bauer, USDA **License:** Public domain

[i16] - 003_003_002_image_radfahren.jpeg
https://upload.wikimedia.org/wikipedia/commons/0/05/Military_cyclists_in_pace_line.jpg

Date:	Taken	**par:**	Pimlottc
Artiste:	Airman Nathan Doza	**License:**	Public domain

[i17] - 004_002_002_image_selbstbild.jpeg
https://upload.wikimedia.org/wikipedia/commons/f/f0/Smoking_in_Iran_04.jpg

Date:	2020-05-28	**par:**	Mostafameraji
License:	CC0		

[i18] - 004_003_001_image_entspannungstechniken.jpeg
https://upload.wikimedia.org/wikipedia/commons/8/86/750x500px_photo_10.jpg

Date:	2022-09-23	**par:**	Resimi
Artiste:	Unknown authorUnknown author	**License:**	CC0

[i19] - 004_003_002_image_suchterkrankungen.jpeg
https://upload.wikimedia.org/wikipedia/commons/5/55/Addiction_to_Medication.jpg

Date:	2014-03-02	**par:**	Tulsi
Artiste:	guvo59	**License:**	CC0

[i20] - 005_002_002_image_atemtechniken.jpeg
https://upload.wikimedia.org/wikipedia/commons/9/94/USMC_Wounded_Warrior_Regiment_Warrior_Athlete_Reconditioning_Program_Swim_Camp_130717-M-DE387-077.jpg

Date:	Taken	**par:**	Fæ
Artiste:	Capt. Ryan Powell	**License:**	Public domain

[i21] - 005_003_003_image_fitness.jpeg
https://upload.wikimedia.org/wikipedia/commons/d/db/Outdoor-Fitness_in_Berlin-Marzahn_%28Stangen_f%C3%BCr_Australian_Pull_Ups%29_an_der_Neue_Wuhle.jpg

Date:	2021-05-09	**par:**	Singlespeedfahrer
License:	CC0		

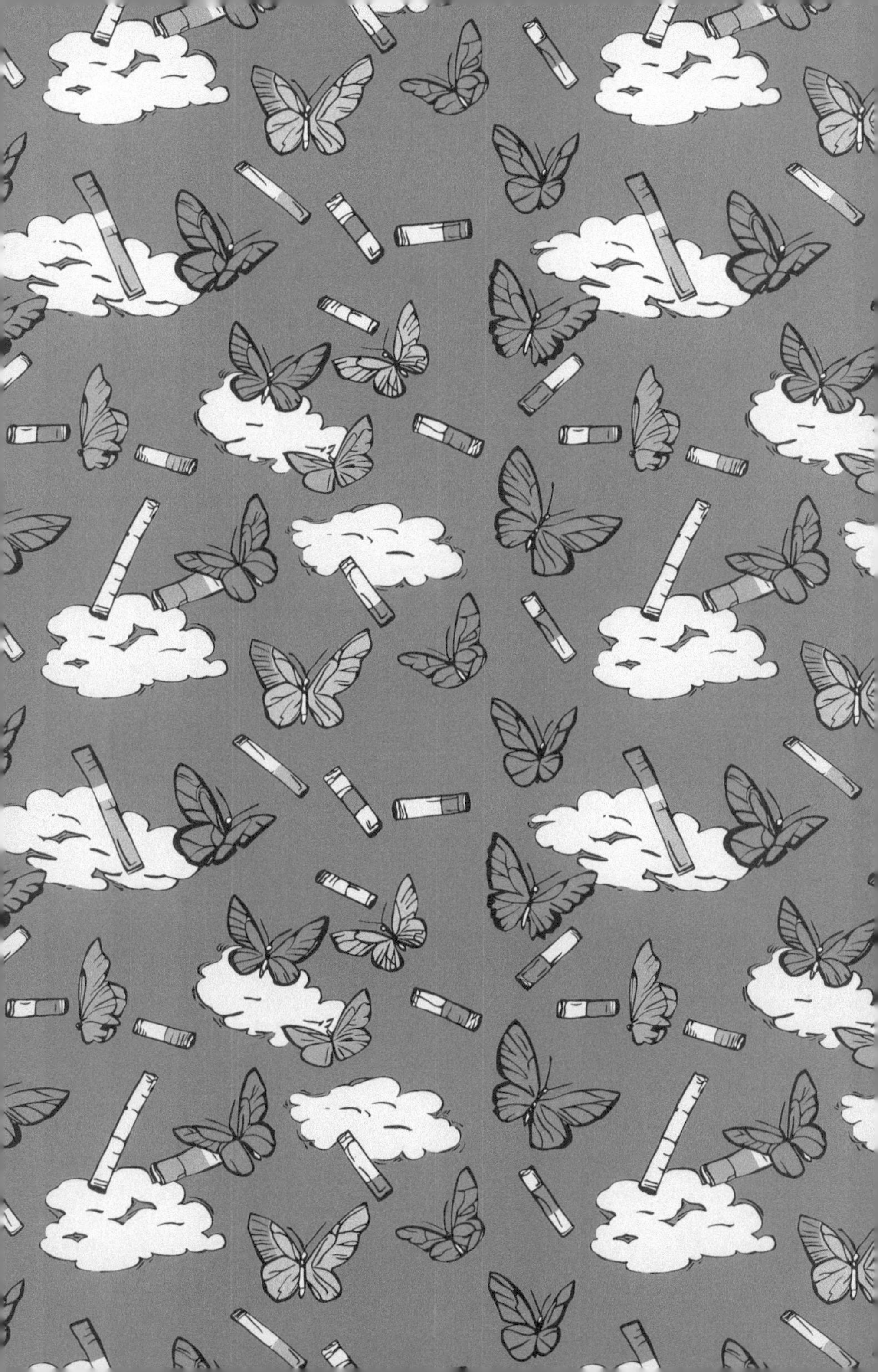

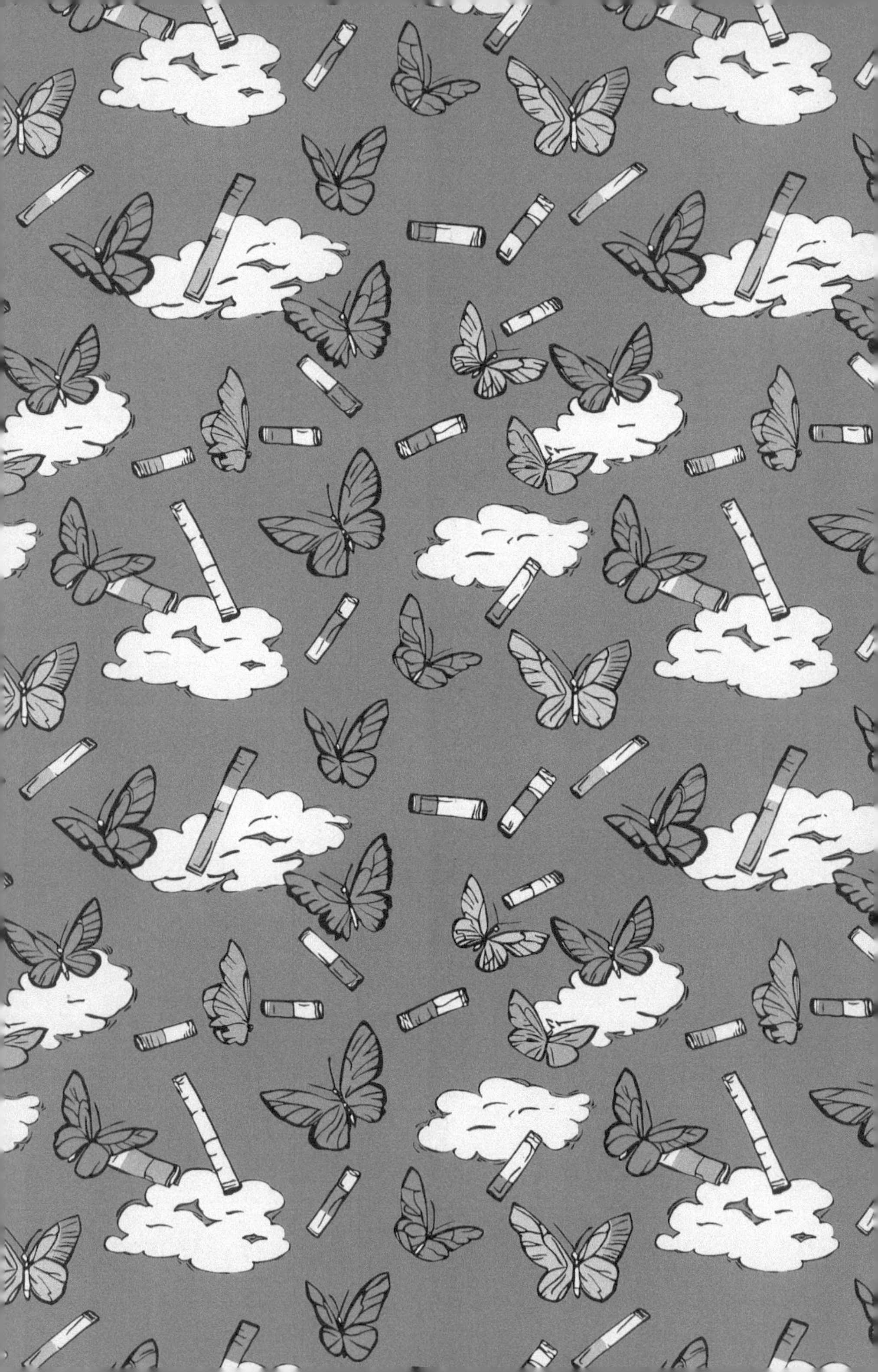

FSC
www.fsc.org
MIX
Papier | Fördert gute Waldnutzung
FSC® C083411

Kolibri 360 GmbH
Ferdinand-Jühlke-Straße 7
99095 Erfurt, Deutschland
produktsicherheit@kolibri360.de